Elisabeth Lukas

Souveränität und Resilienz

Heilkunst und Lebenskunst
in der Logotherapie

Band 13

Elisabeth Lukas

SOUVERÄNITÄT UND RESILIENZ

Tragödien in einen Triumph verwandeln

1. Auflage

EDITION LOGOTHERAPIE

PROFIL VERLAG

Anschrift der Autorin:
Prof. h.c. Dr. Elisabeth Lukas
Seniorenresidenz, Top 22
Leopold Gattringer-Straße 14
A-2345 Brunn am Gebirge
Österreich

Bibliografische Information der Deutschen Bibliothek:
Die Deutsche Bibliothek verzeichnet diese Publikation in der Deutschen Nationalbibliografie, detaillierte bibliografische Daten sind im Internet über http://dnb.ddb.de abrufbar.

Gestaltung & Satz: 10takel design
Lektorat: Profil Verlag
Printed in the E.U.
ISBN 978-3-89019-792-0

Inhalt

Vorwort

Viktor E. Frankl (1905 – 1997), einer der „großen Söhne Österreichs", war nicht nur ein genialer Arzt und Philosoph, sondern auch ein bahnbrechender Forscher auf dem Gebiet der Psychotherapie und Psychiatrie. Nicht umsonst ist er für sein Werk mit zahlreichen Ehrenpreisen und 29 Ehrendoktoraten von Universitäten in aller Welt ausgezeichnet worden. Frankl hat mit seiner sinnzentrierten Psychotherapieform, der *Logotherapie*, ein Konzept zur Prävention und Therapie von seelischen Krisen und Krankheiten vorgelegt, das eminent menschenwürdig und schon bei geringem Zeitaufwand verblüffend effektiv ist. Darüber hinaus hat er mit seiner *Ärztlichen Seelsorge* Richtlinien skizziert, wie (trotz allem Schmerz) Frieden geschlossen werden kann mit der *tragischen Trias* „Leid, Schuld und Tod", die niemandem erspart bleibt. Auf Grund seines eigenen schweren Schicksals (er war Überlebender von vier Konzentrationslagern im 2. Weltkrieg) hat er Zeugnis abgelegt, dass es gelingen kann, aus einer persönlichen Katastrophe seelisch stabil hervorzugehen. Oder, wie er zu sagen pflegte: eine Tragödie in einen Triumph zu verwandeln.

Ich selbst bin Herrn Professor Viktor E. Frankl im Jahr 1968 als junge Psychologiestudentin begegnet. Mehr als 50 Jahre lang beschäftige ich mich schon mit seinem Gedankengut, mehr als 30 Jahre lang habe ich es als praktizierende Psychotherapeutin täglich angewandt, und immer noch bin ich davon fasziniert. Wiederholt habe ich bei meinen Patientinnen und Patienten erleben dürfen, wie sie bei der Franklschen These, dass der Mensch in jedem bewussten Augenblick eine

Wahl hat, aufgehorcht haben; und wie sie sich bei der Franklschen These, dass es keine Situation im menschlichen Leben gibt, die nicht eine Sinnmöglichkeit böte, aufgerichtet haben. Dass sie auch in der prekärsten Lage noch etwas Sinnvolles entscheiden konnten, sei es im konstruktiven Verändern ihrer Lage, sei es im heroischen Ertragen einer unabänderlichen Lage, hat sie ermutigt, das Steuerrad ihres Lebens in der Hand zu behalten und nicht zu resignieren. Menschen, die sich seit Jahren aufgegeben hatten, erfuhren im Zuge logotherapeutischer Beratung, dass sie in der Tiefe (besser: in der „Höhe") ihres Personseins intakt und heil sind, unbeschädigt von alten Verletzungen, äußeren Zwängen oder eigenen Fehltritten, und dass sie dank jenes heilen Personenkerns eine persönliche Aufgabe in dieser Welt erfüllen können, die nicht nur andere und anderes gedeihen lässt, sondern an der sie auch selber wachsen – notfalls über ein scheinbar verpfuschtes Leben hinaus wachsen. Sie lernten die Achtung vor ihren Mitmenschen und die Achtsamkeit im Umgang mit vorhandenen Werten, und sie übten sich darin ein, die zarte Stimme ihres Gewissens zu vernehmen, die ihnen „wahr"sagt, was wahrhaftig gut ist für alle Beteiligten in den komplexen familiären und sozialen Zusammenspielen zwischenmenschlicher Gemeinsamkeit.

Frankls Logotherapie ist weit mehr als ein fachärztlicher Behandlungsentwurf. In ihr sind bewährte Weisheiten aus der Menschheitsgeschichte in neuem Gewand gesammelt. Sie könnte die Basis eines Ethikunterrichts an Schulen bilden, weil sie die Dialektik von Freiheit und Verantwortung plausibel und akzeptabel vermittelt. Sie könnte zur Deeskalation sämtlicher Konflikte und Streitigkeiten herangezogen werden, die auszuufern drohen. Sie könnte überall dort, wo verschiedene Weltanschauungen hart aufeinander prallen, konsensfähige Perspektiven in den Raum stellen. Sie würde jedem inflationären Niveauverlust der Menschlichkeit vehement entgegentreten. Sie hilft uns allen, in bewegten Zeiten Hoffnung im Herzen zu bewahren.

Im Laufe meiner Arbeit mit seelisch kranken und geknickten Menschen habe ich immer wieder erlebt, dass sie die Welt oder zumindest ihre eigene kleine Welt für unheilbar hielten. Sobald ich Frankls Anthropologie und Philosophie in verständlichen Worten an sie herantrug, änderte sich dies. Sie schöpften Mut, gewannen an Souveränität und Eigeninitiative und waren nicht selten in der Lage, nach Frankls Vorbild eine persönliche Tragödie in einen Triumph zu verwandeln. In der modernen psychologischen Nomenklatur würde man diagnostizieren, dass sich ihre Resilienz wiederbelebte. Denn unter Resilienz versteht man die Fähigkeit eines Menschen, ein herbes Schicksal tapfer zu verkraften und sich quasi aus den Trümmern weggebrochener Ressourcen eine neue Zufriedenheitswohnstatt zu erbauen. Von einigen dieser Personen handelt das vorliegende Buch. Ich habe ihre Geschichten, stellvertretend für viele ähnliche, aus dem Fundus meiner Praxis aufgezeichnet, um dem Franklwort: „Unsere Welt ist nicht heil, aber heilbar“ Nachdruck zu verleihen. Dass unsere Welt nicht heil ist, hat sich inzwischen selbst in der jungen und wohlstandsverwöhnten Generation westlicher Gesellschaften herumgesprochen. Die stattgehabten Tragödien mehren sich, und die drohenden erst recht. Ein globales Gefühl der Unsicherheit umkreist den Erdball. Es braucht mutige Menschen, die unbeirrt daran glauben, dass „Heilbarkeit“ immer noch in Reichweite ist. Dass sich eine Wende zum Guten und

Sinnvollen vollziehen lässt, sei es in scheinbar aussichtslosen Einzelfällen, sei es angesichts von politischen, ökonomischen, ökologischen, klimatischen oder sonstigen Terrorszenarien. Was man jedoch im Großen schaffen will, das muss man im Kleinen beherrschen. Deshalb mögen die vorliegenden Geschichten „kleiner" Leute Maßstäbe für die extrem große Herausforderung setzen, unseren Kindern und Kindeskindern eine friedliche und lebenswerte Zukunft zu erobern.

Von der Misshandlung zur Liebe

Über eine Schuld hinauswachsen

Einführende Gedanken

Kindesmisshandlung war immer schon eines der widerlichsten Verbrechen, das es gibt. Noch dazu war es auch immer eines der am meisten vertuschten Verbrechen. Die Täter wissen genau, dass sie sich – falls ihre Taten auffliegen – damit die abgrundtiefe Verachtung ihrer Mitmenschen zuziehen. Aber noch etwas kommt ihren Vertuschungstendenzen entgegen: Vielfach schweigen die Opfer. Sei es, weil sie unter Druck gesetzt werden, sei es, weil sie sich (irrtümlich) schämen, sei es, weil sie die unsittlichen oder gewalttätigen Vorfälle nicht richtig einzuschätzen vermögen … Kinder begehren gegen ihre Misshandler zu wenig oder erst zu spät auf, und das schützt ihre Misshandler vor der öffentlichen Demaskierung.

In den vergangenen Jahrzehnten ist mit Entsetzen festgestellt worden, dass Vergehen an Kindern auch vor kirchlichen Kreisen nicht Halt machen. Der Widerspruch zwischen gepredigter und praktizierter Moral hat weithin Empörung ausgelöst. Ferner haben so manche einstigen Heimkinder von ihren bitterbösen Erfahrungen erzählt. Gerade dort, wo die Geborgenheit im Elternhaus zu Wünschen übrig gelassen hat, hätte ihnen das betreute Wohnheim einen annehmbaren Ersatz bieten sollen, was offensichtlich daneben ging.

Mit dem Anprangern und Aburteilen ist es nicht getan. Zweierlei tut not. Erstens haben die misshandelten Opfer die schwere Aufgabe zu lösen, sich aus ihrer Traumatisierung herauszuwinden und ein (trotzdem) gelingendes Leben zu gestalten. Ich möchte behaupten: Die Chance dazu und das Potential in sich dazu haben sie allemal. Der Mensch ist unendlich viel mehr als die Umstände aus ihm gemacht oder in ihn hineingeflößt haben. Im Buch werden wir ein Beispiel dazu beleuchten. Zweitens haben die Misshandler die schwere Aufgabe zu lösen, sich nachhaltig zu wandeln. Wiederum möchte ich behaupten, dass sie bis zu ihrem letzten Atemzug dazu fähig sind, wenn auch unter größten Mühen. Im vorliegenden Kapitel ist eine solche Wandlung bei einer jungen Mutter beschrieben.

Darüber hinaus gilt es natürlich, nach Kräften an der Prävention von Kindesmisshandlung zu arbeiten. Das geht aber nur über die Schiene „würdiges Menschenbild", in dem die bedingungslose Achtung und der Respekt vor jeder Person, egal welchen Alters, im Fokus stehen. Um ein solches Menschenbild zu finden, brauchen wir nur im Schrifttum von Viktor E. Frankl nachzublättern …

Zur Fallgeschichte

Sehr ernst blickte der Richter auf die schrecklichen Fotos vor ihm auf dem Tisch. Sie zeigten ein viereinhalbjähriges Kind auf dem Bauch liegend mit schweren Verletzungen am Gesäß. Das rote, verbrannte Fleisch wies deutlich die Umrisse eines oval-länglichen Abdrucks am Körper auf. Der Gerichtssaal war voller Zuhörer, etliche Zeugen hatten bereits ausgesagt. „Wollen Sie nicht endlich die Tat gestehen?" fragte der Richter die zierliche, blutjunge Frau vor ihm. Diese zögerte und flüsterte schließlich kaum verständlich in gebrochenem Deutsch: „Ja, ich habe Andi mit dem Bügel gebrannt (mit dem Bügeleisen Verbrennungen zugefügt)“, danach sackte sie ohnmächtig zusammen. Das Gericht fällte den Spruch: Der Mutter wird das Sorgerecht für ihr Kind entzogen, und sie wird zu einer Gefängnisstrafe von zwei Jahren verurteilt.

Doch es gab Andeutungen und Fakten in ihrer Lebensgeschichte, die darauf schließen ließen, dass die junge Frau für ihre Tat zwar verantwortlich, aber selbst noch ziemlich unreif und psychisch nicht ganz gesund war. Deshalb rang sich der Richter zu einem ungewöhnlichen Entschluss durch. Er setzte die Gefängnisstrafe auf Bewährung aus mit der Auflage, dass sich die junge Mutter vier Jahre lang in ambulante psychotherapeutische Behandlung begeben müsse, was sie durch entsprechende Bestätigungen nachzuweisen habe. Sollte sie den Kontakt zum Psychotherapeuten abbrechen, müsse sie die Strafe absitzen. Auf diesem Wege gelangte die junge Mutter zu mir. Ihr Sohn Andi wurde in einem Kinderheim untergebracht.

Ich hatte also vier Jahre Zeit, um mitzuhelfen, dass aus dieser Frau ein akzeptables Mitglied der menschlichen Gesellschaft werden möge. Sie sollte lernen, ihre Jähzornsausbrüche zu bremsen, ihre Beziehung zu anderen Menschen zu normalisieren und nicht zuletzt, an ihrer Schuld zu wachsen, statt von ihr erdrückt zu werden.

Prinzipielle Erwägungen

Schuld – welch ein furchtbares Leid! Das Furchtbarste daran: Es ist *unnötiges Leid!* Unzählige Dramen der Weltbühne haben sich damit auseinandergesetzt; ist doch die Schuld *die* Tragödie des Menschen schlechthin. Sich unter Schmerzen aufbäumen und sterben tun Tiere auch, aber schuldig werden – *das* ist ein humanes „Privileg", ist das Stigma des homo sapiens, ist seine einstige und endgültige „Vertreibung aus dem Paradies".

Seit die Wissenschaftssparte der Psychotherapie an Boden gewonnen hat, hat sie sich mit der Schuldproblematik beschäftigt. Ein großer Forschungsaufwand war dabei der Frage gewidmet, wie viel Schuld dem Einzelindividuum wirklich zukomme, und wie viel Schuld eher das Kollektiv der Mitwelt an den Einzelvergehen trage. Radikale Ansichten, wonach dem Einzelindividuum eigentlich alle Schuld abzusprechen sei, weil jedes menschliche Handeln als „durch andere Menschen verschuldet" deklariert werden könne, haben sich zwar nicht durchgesetzt, aber die Gemüter gehörig aufgemischt. Auf unser Fallbeispiel bezogen: Vielleicht hätte so mancher Psychologe damit argumentiert, dass die junge Mutter nichts dafür konnte, Wutanfälle zu produzieren, weil sie als kleines Kind von ihrer eigenen Mutter sehr verwöhnt worden ist, wohingegen ihr Vater enorm streng gewesen ist und ihr das Modell eines jähzornigen Menschen vorgelebt hat. Die Großeltern des misshandelten Kindes wären demnach indirekt an der Kindesmisshandlung schuld, und nicht die Mutter.

Solche Überlegungen sind nicht nur wenig nützlich, sondern verfangen sich auch in einem Rückkoppelungstrugschluss. Denn theoretisch wäre dann auch irgendjemand an den Großeltern schuldig genug geworden, um deren Verhalten zu rechtfertigen, und so fort, bis man in sämtlichen Übeltätern nur noch eine Kette von Unschuldigen vorfände, deren Übel in Adam und Eva gründen.

Dem Menschen wesentlich gemäßer ist es, Schuld nicht psychoanalytisch aufzudröseln, sondern stehen zu lassen. Gewiss, die Großeltern müssen die Erziehung ihrer Tochter und das ihr hinterlassene Vorbild verantworten. Aber ebenso gewiss ist, dass die junge Mutter sich bei aller Wut über irgendwelche Ärgernisse soweit hätte beherrschen können, ihrem Buben keinen Schaden zuzufügen. Wir reden hier ja nicht von wilden Tieren, die ihren Instinkten untertan sind!

Wichtiger als das Hin und Her um Schuld oder Schuldminderung ist jedoch die Frage, welchem sinnvollen Zweck menschliche Schuld zugeführt werden könnte? Was ein Einzelindividuum aus seinem eigenen Versagen (und gegebenenfalls sogar aus dem Versagen seiner Mitwelt an ihm selbst) Positives herausholen könnte? Dazu ist in der Psychologieforschung bislang kaum Brauchbares ans Licht gefördert worden. Im Gegenteil, je mehr an „psychologischen Ausreden“ gebastelt worden ist, um Täterinnen und Tätern negative Konsequenzen ihres Handelns zu ersparen, desto mehr hat man sie zugleich von denkbaren positiven Konsequenzen ihres Handelns abgeschnitten; und je mehr Abhängigkeit von den waltenden Umständen man ihnen bescheinigt hat, desto „unmündiger“ hat man sie gesprochen. Nicht so die Logotherapie Frankls, die „Expertin“ für Sinnfragen. Überlegen wir: Kann einer gravierenden Schuld etwas Sinnvolles entspringen, und was? Nun, wie wäre es mit den vielfältigen Aspekten einer Wiedergutmachung? Und wenn eine solche nicht mehr möglich ist? Wie wäre es mit einer eindeutigen Besserung des Schuldigen, die zumindest in der inneren Geschichte des Betreffenden dessen Schuld tilgt, wenn seine Missetat auch in der äußeren Geschichte unveränderlich bleibt? Schuld kann nicht bewältigt werden, indem sie bagatellisiert oder wegrationalisiert wird, sondern nur durch ein ehrliches Eingeständnis, und wenn der Schuldige durch sie – ein anderer wird.

Kein Eingeständnis der Täterin

Als erstes erklärte mir die junge Mutter, dass ihr Geständnis vor Gericht nur unter dem massiven Druck seitens des Richters zustande gekommen sei. In Wirklichkeit sei Andi auf eine heiße Herdplatte gefallen. Offenbar schauderte sie selbst vor der Ungeheuerlichkeit ihres Vergehens zurück. Ich umrundete das heikle Thema und ließ sie aus ihrem gegenwärtigen Leben erzählen. Dabei kamen genügend Vorkommnisse zum Vorschein, an denen wir mit unserer Arbeit beginnen konnten: Kindisches Trotzverhalten, unüberlegte Augenblicksentscheidungen, konfuse Lebensplanung, schwerwiegende Affektreaktionen. Wir haben uns nicht mit Spekulationen darüber aufgehalten, wie sich dies alles in ihr zusammengebraut haben mochte. Ich diagnostizierte im Stillen eine *hysterische Charakterdisposition* (frühkindliche Persönlichkeitsstörung), die bekanntlich mehrere Wurzeln hat, mit einem Hauptwurzelstrang vermutlich in der Verwöhnungssituation ihrer Jugendzeit.

Verwöhnte Kinder werden nämlich leicht „süchtig“ nach Zuwendung und Aufmerksamkeit von ihnen nahestehenden

Personen. Abgesehen davon, dass sie ihren Willen durchzusetzen pflegen, gewöhnen sie sich an eine Zuwendungs-Überkonsumation, die normabweichende Maßstäbe setzt. Es wäre ein Irrglaube zu meinen, dass Kinder, die sich gerne einschmeichelt, am liebsten ständig im Mittelpunkt stehen und die Beachtung ihrer Erzieher pausenlos einfordern, generell einen *Nachholbedarf* an Zuwendung hätten, also etwa früher vernachlässigt worden seien. Häufig ist das Gegenteil der Fall. Auf Grund ihrer Verwöhnung, sei sie sozialer oder materieller Natur, beanspruchen sie immer mehr desselben und flippen aus, sobald ihnen entzogen wird, was sie begehren.

Allerdings hütete ich mich davor, die Schwierigkeiten meiner Klientin auf ihr Elternhaus zurückzuführen. Sie verbrachte gemeinsam mit ihrem Mann jeden Urlaub in ihrem Heimatland auf dem Balkan. Ihre Eltern hatten während der belastenden Zeit des Prozesses zu ihr gehalten und hatten mit ihr um den Verlust von Andi geweint. Keineswegs wollte ich ihr diesen Rückhalt entziehen. Außerdem spielen bei Charakterdefiziten auch genetische Erbfaktoren eine Rolle – und schlussendlich liegt es an jeder Person selbst, in welcher Richtung sie sich weiterentwickelt, sobald sie Macht über sich selbst gewinnt, was spätestens ab der Pubertät der Fall ist.

Das Krankheitsbild der Hysterie

Der Ausdruck „Hysterie“ war zu Freuds Zeiten gebräuchlich, um eine bestimmte Psychopathieform zu charakterisieren, hat später im Volksempfinden den abschreckenden Beigeschmack von „verrückt-überdrehtem Getue“ bekommen und wurde deswegen Ende des vorigen Jahrhunderts aus dem therapeutischen Vokabular genommen. Als „Kind seiner Zeit" hat Frankl diesen Ausdruck noch verwendet. Heute spricht man von histrionischen, dissoziativen, somatoformen Symptomen. Aber egal welchen Namen man der seelischen Störung verpasst, die damit umrissen wird, *es gibt sie nach wie vor*, und nicht einmal selten. Frankls Verdienst war es, diese seelische Störung außerordentlich treffend zu erläutern. Er zählte drei wesentliche Kennzeichen auf, die bei „hysterischen Personen" zu beobachten sind, nämlich *Unechtheit, krankhafter Egoismus und berechnendes Wesen.* Seiner Überzeugung nach leiden solche Menschen an einer inneren Erlebnisarmut, die in ihnen einen Erlebnishunger erzeugt. Um diesen zu stillen scheuen sie vor nichts zurück. Nicht vor eigenen Schmerzen, wie zum Beispiel jene Jugendlichen, die sich selbst schneiden und ungeniert verletzen, aber auch nicht davor, andere Personen an die Kippe der Verzweiflung zu treiben, um sich an deren Qualen heimlich zu ergötzen. Hysterische Patienten sind nicht so offen aggressiv wie Borderline-Patienten, dafür aber umso berechnender und theatralischer, stets auf Wirkung bedacht und hinterrücks manipulativ an Fäden ziehend. Sind sie schlau und talentiert, können sie durchaus rührende Szenen aufführen, wenn diese ihren Zwecken nützen. Sie können sich empathisch und opferbereit zeigen, wenn sie es für günstig halten. Sie können gekränkte, ausgelassen vergnügte oder zutiefst depressive Rollen spielen, um damit erwünschte Reaktionen bei ihren „Zuschauern" hervorzurufen, und sie haben ein Gespür für den richtigen Moment eines grandiosen Auftrittes, der ihr „Publikum" überrumpelt, bestraft, verblüfft, schockiert oder zu spontanen Hilfeleistungen zwingt.

Aus der vermeintlichen Echtheit ihrer Darstellung ziehen sie optimale Vorteile. Viele bedienen sich ihres eigenen Körpers, um die Echtheit anschaulich zu demonstrieren. Insbesondere (mehr oder weniger bewusst erzeugte) Ohnmachtsanfälle, Weinkrämpfe, Schmerzensschreie oder auch Fieber, Herzrasen, Erbrechen, gelähmte Teilnahmslosigkeit etc. eignen sich glänzend dafür. Je eher eine andere Person damit zu täuschen ist, desto häufiger wird ihr gegenüber nach der bewährten Methode verfahren, wodurch hysterische Patienten mitunter ihre ganze Familie auf Trab halten, die ständig darauf bedacht ist, ihnen jeden Wunsch von den Augen abzulesen, damit bloß kein neuerlicher „Anfall" erfolgt.

Vom krankhaften Egoismus und von der Berechnung geeigneter Symptomwirkungen ist es nicht weit zur latenten Erpressung, die hysterische Patienten virtuos beherrschen. Und wenn es gar nicht anders geht, wird mit Selbstmord gedroht oder ein diesbezüglicher Versuch eingeleitet, was auch den widerstandsfähigsten Gegner weich klopft.

Die Schauspielerei und Gefühlskälte machen hysterische Patienten in höchstem Maße unbeliebt, und in der Tat beinhaltet ihre innere Armut auch einen Mangel an Sozialisation. Wer nicht in ihren Fängen ist, der flüchtet vor ihnen und ihren Schikanen, was ihre innere Leere und Einsamkeit ins Unerträgliche steigert, und damit auch ihr intrigant aufdringliches Betteln um Zuwendung um Stufen verschärft.

Therapierichtlinien zur Hysterie

Hysterie ist bis zu einem gewissen Grad heilbar. Doch Vorsicht mit dem Aufrollen einer erspekulierten Entstehungsgeschichte! Hysterische Patienten haben größten Spaß daran, ihre Kindheitserlebnisse in den verschiedensten Variationen, Verfälschungen und Dramatisierungen vor einem aufmerksamen Zuhörer wie etwa einem Psychotherapeuten auszubreiten. Dass sie dabei just konfabulieren, woran der Psychotherapeut Interesse zeigt, ist längst erwiesen: Freudianer versorgen sie mit sexistischen Träumen, Adlerianer mit Minderwertigkeitskomplexen oder Jungianer mit archetypischen Symbolen. Nichts braucht der Wahrheitsfindung zu dienen. Alles dient nur dazu, sich im Interesse einer Person zu sonnen, ihr Mitleid zu heischen, ihr Erstaunen zu gerieren und diese Person nach „eigener Pfeife tanzen zu lassen".

Das beste Heilmittel wäre freilich, hysterische Patienten um die von ihnen angepeilten Effekte zu bringen. Das Problem dabei ist, dass sie so insistierend wie berechnend sind und im Entzugsfall „schweres Geschütz" auffahren. Wer kann bei simulierten körperlichen Zusammenbrüchen oder augenscheinlicher Kurzschlussgefährdung unbekümmert standhaft bleiben und einfach *nicht* reagieren? Außerdem ist es schon vorgekommen, dass z. B. aufgeschnittene Pulsadern, die lediglich ein heimkehrendes Familienmitglied beeindrucken oder zu Liebesschwüren bewegen sollten, tatsächlich zum Tod des Betreffenden geführt haben. Und wer weiß im Letzten immer genau, was unfaires Erzwingen-Wollen ist, und was vielleicht *doch* ein Hilfeschrei in höchster Not sein könnte? Das Verteufelte an der Sache ist, dass sie sich selbst in Gang hält. Sobald mit zielgerichtetem hysterischem Verhalten pathologische Ziele erreicht werden, bestärkt dies den Patienten in seinem Verhalten und fixiert ihn darin. Und leider ist solche Zielerreichung schwierig zu unterbinden.

Da hilft nur eines, nämlich den Patienten zu motivieren, *freiwillig* auf seine „hysterischen Kapriolen" zu verzichten und seine pathologischen Ziele aufzugeben. Warum sollte er das aber tun? Nun, vom Motivieren verstehen wir in der Logotherapie eine ganze Menge. Er wird es tun oder zumindest versuchen, *wenn er einen Sinn darin sieht.* Sinn ist nicht identisch mit selbst gesetzten Zielen. Sinn steht höher als der Eigennutz der Person. Leuchtet solch ein höherstehendes Sinnmoment wie in einem Lichtkegel auf, weichen egoistische Tendenzen in die Dunkelheit zurück, und die Bereitschaft, um des Sinnes willen Verzichte zu leisten, steigt.

Will man jemanden motivieren, muss man bei seinen Stärken ansetzen. Er kann gut manipulieren? Schön, dann soll er seinen eigenen Charakter im Positiven beeinflussen. Er kann gut schauspielern? Schön, dann soll er die Rolle einer grundanständigen Person einstudieren. Er kann seine Körperfunktionen weitgehend kontrollieren? Schön, dann soll er sich in Selbstbeherrschung trainieren. Er bringt die tollsten Kunstgriffe zustande, bloß um ein bisschen Zuwendung zu erhaschen? Schön, dann soll er sich liebenswürdig (= der Liebe würdig!) verhalten und auf das Abpressen und Einfordern von Liebesbeweisen verzichten. Er will seine innere Erlebnisarmut überwinden und seinen Erlebnishunger stillen? Okay, dann möge er Sinnerlebnisse einsammeln; sie werden sein Leben bereichern.

Die gestrafte Täterin

Die junge Mutter betrauerte den Verlust ihres Sohnes. Für sie war die Strafe des Richters nicht nachvollziehbar. Sie glaubte, dass Andi gegen den Wechsel ins Kinderheim rebellieren werde. Dass es ihm dort nicht gefallen werde. Auch durfte sie ihn nur in großen Abständen und nur unter Aufsicht besuchen. Daran litt sie, und er litt wahrscheinlich auch. Sinnlos, wie sie sagte.

Ich schob die Sinnfrage ins Zentrum unserer Therapiegespräche und richtete den Lichtkegel zuerst auf das Kind. Andi hatte daheim eine schwere Verletzung davongetragen und musste sich davon erholen. Zuhause hätte ihn vieles daran erinnert. Durch einen örtlichen Abstand konnte er leichter auch innerlich Abstand dazu gewinnen. Außerdem hatte mir die junge Mutter selbst erzählt, dass sie zu Affekten neigte und öfters konfuse Entscheidungen traf. Davor war das Kind nunmehr geschützt. Es wuchs mit einer geregelten Tagesstruktur und unter dem Geleit von geschulten Erzieherinnen auf. Die Bindung zur Mutter wurde nicht völlig gekappt. Ich streute ihr keinen Sand in die Augen: Das Los des Kindes war alles andere als ideal. Doch konnte ihm, langfristig betrachtet, nichts Besseres passieren, als dass sich seine Mutter stabilisierte und zu einer späteren „herzlichen Kameradin“ von ihm entwickelte.

Womit wir bei der Sinnfrage bezüglich ihrer eigenen Situation angelangt waren. Krisen sind Stimulatoren für seelische Wachstumsschübe, erklärte ich ihr. Wenn sie an ihrem Leid und an ihrer Schuld tatsächlich nachreifen würde, wären Leid und Schuld nicht umsonst gewesen. Ich versicherte ihr, dass den intensivsten Weiterentwicklungen sowohl im Bewusstsein von Einzelindividuen als auch von ganzen Volksscharen zumeist gravierende Ereignisse vorangehen. Menschen kommen in Bewegung, wenn ihnen das Wasser bis zur Nase steht, sei es bei Abrüstungsfragen, sei es in der Klimapolitik ... das ist sehr bedauerlich, aber wenigstens kommen sie dann in Bewegung. Dasselbe gelte für die junge Frau. Sie war sozusagen „ins Wasser geplumpst", und jetzt war Bewegung, geistige Bewegung angesagt. Dass ein Kleinkind hat Schmerzen erleiden müssen, damit seine Mutter nachreift, klingt makaber, doch muss man den Sachverhalt umgekehrt lesen. Keinesfalls muss etwas Schlimmes passieren, *damit* etwas Sinnvolles geschieht. *Wenn* jedoch etwas Schlimmes passiert ist, kann immer noch etwas Sinnvolles daraus entstehen. Daran, *an dem zu Entstehenden*, wollte ich gemeinsam mit ihr arbeiten.

Frankls „kopernikanische Wende"

Frankl hat eine der herkömmlichen Sichtweisen in einer geradezu „kopernikanischen Wende" zurückgerückt. So, wie sich nicht die Sonne um die Erde, sondern die Erde um die Sonne dreht, genauso leben wir nicht von der Vergangenheit in die Zukunft hinein, sondern von der Zukunft in die Vergangenheit hinein. Es ist ein Irrtum zu glauben, dass die Vergangenheit über unsere Zukunft bestimmen würde. Sie steckt ein gewisses Spielfeld ab, in dem die Gegenwart gestaltet werden kann. Sie setzt uns Grenzen, das ja, aber innerhalb dieser Grenzen gibt sie uns frei.

Und wie sieht es mit der Zukunft aus? Auch sie steckt ein gewisses Spielfeld ab. Während das Spielfeld der Vergangenheit jedoch voll gepfercht ist mit bereits Verwirklichtem (und bis in alle Ewigkeit nicht mehr Änderbarem), tummeln sich auf dem Spielfeld der Zukunft noch unverwirklichte Möglichkeiten zuhauf. Auch ihnen sind Grenzen gesetzt: Unmögliches kann nicht „ins Spiel gebracht", kann nicht verwirklicht werden. Unter den reellen Möglichkeiten aber kann in der Gegenwart gewählt werden, was an „Auserwähltem" Einlass erhält in die ewige Vergangenheit – und was nicht. Dieses aus dem Angebot und der Diversität der Zukunft von uns in der Gegenwart Geborgene wird also in die Vergangenheit hinein gelebt, wird dort hinein expediert. Ist es ein Unrecht, füllt es die Vergangenheit mit Unrecht auf. Ist es ein Schatz, füllt es die Schatztruhe der Vergangenheit an. Ergo bestimmt nicht das einst in der Vergangenheit Gewählte über unsere Zukunft, sondern das aus der Zukunft Gewählte über unsere Vergangenheit.

Viele Menschen krallen an der veralteten Sichtweise fest. Sie erteilen ihrer Lebensvergangenheit zuviel Gewicht und fühlen sich von ihr „genötigt", ihren eingeschliffenen Bahnen zu folgen. Damit verbauen sie sich neue Zukunftsoptionen, nach denen sie dann gar nicht fahnden. Die Perspektive Frankls verlagert den Sicht-Schwerpunkt in eine erhellende Zukunftsschau. Welche der uns offen stehenden Möglichkeiten wären es wert, ergriffen und verwirklicht zu werden? *Das* ist die Frage aller Fragen! Möglichkeiten vergehen nämlich, wenn sie nicht ergriffen und verwirklicht werden, und auch dies auf ewig! Und um jede verschwundene Möglichkeit, die ihrer Verwirklichung, ihrer Rettung und Bergung in die Vergangenheit hinein wert gewesen wäre, ist es unendlich schade, denn sie kommt nie wieder.

Die veraltete Sichtweise der Täterin

Auch meine Patientin frönte der veralterten Sichtweise. Langatmig brachte sie zum Ausdruck, warum ihr Bezug zu Andi von Anfang an gekriselt hatte. Sie war als junges Mädchen, der deutschen Sprache nicht mächtig, nach Deutschland gekommen, um Geld zu verdienen. Die Vergnügungen der Großstadt verlockten sie, und bald wurde sie schwanger, ohne den Vater ihres Kindes exakt benennen zu können. Als sie zur Entbindung im Krankenhaus lag, hatte sie keine Ahnung, wie es mit ihr und dem Baby weitergehen sollte. Sie hatte keinerlei Vorkehrungen getroffen. Die zuständige Beamtin vom Sozialdienst riet ihr zu einer Adoptionsfreigabe des Kindes. Doch wenige Tage nach der Geburt machte die junge Mutter in einem „hysterischen Auftritt" ihre Zustimmung zur Adoption wieder rückgängig und rannte mit ihrem Kind auf und davon. Schließlich landete es in einer Pflegestelle.

Dieser Pflegestelle folgten zwei weitere mit jeweils unterschiedlichen Erziehungsmilieus. Die Mutter besuchte zwar Andi gelegentlich und brachte Geschenke mit, blieb ihm aber ansonsten fremd. Sie konnte mit Geld nicht wirtschaften, es fiel ihr schwer, die Pflegeltern zu bezahlen, sie hatte keine innere Ordnung und keinen äußeren Halt. Aber sie hatte Glück, denn sie lernte einen einfachen, kinderlieben Mann kennen, der sie heiratete. Er nahm sein „Stiefkind", in die neu zu gründende kleine Familie auf und festigte deren materielle Basis. Es wäre der richtige Zeitpunkt für ein „happy end" gewesen, aber ein solches ließ der „hysterische Charakter" der jungen Frau nicht zu.

Andi war nicht pflegeleicht. Mütter, die von ihren Kleinkindern längere Zeit getrennt gewesen sind, verfügen über keine instinktive Sicherheit im Umgang mit ihnen und müssen erst in mühsamster Kleinarbeit ein gegenseitiges Vertrauensverhältnis zu ihnen aufbauen. Ohne tragfähige Beziehung sperren sich die Kinder den mütterlichen Vorschlägen und Anweisungen, reagieren verstockt oder aggressiv, eigenwillig oder boshaft, je Temperament. Bleiben die Mütter ruhig, freundlich und gelassen, weil sie im Störungsbild ihrer Kinder deren Umgewöhnungsschwierigkeiten erkennen, wird ihre Geduld meistens belohnt. Kinder sind von Natur aus anschmiegsam, anpassungsfähig und flexibel. Wollen die Mütter jedoch ihre Wünsche mit Strenge durchsetzen und im häuslichen Alltag Regie führen, werden sie mit ihren bockigen Kindern alsbald in heiße Konflikte geraten. Das ist bei meiner Patientin der Fall gewesen. Andi beschmutzte sein Bettchen, boykottierte alle ihre Ermahnungen und zerriss im Protest herumliegende Geldscheine, um sie in der Klosettmuschel hinunterzuspülen. Da „explodierte" die junge Frau …

Ein Schnellkurs in Einfühlungsvermögen

Ich wollte die deprimierende Vorgeschichte bald abhaken, und sie schon gar nicht als Ursachenerklärung der erfolgten Kindesmisshandlung bestätigen, musste aber dennoch in einen Aufklärungsmodus einschwenken. Deshalb investierte ich einige Therapiestunden in sachliche Informationen über die Entwicklung der kindlichen Psyche und die Auswirkungen von fehlender Konstanz und häufigem abruptem

Bezugspersonenwechsel. Andi war von Geburt an „herumgeschoben“ worden. Erwachsene und nicht das Kind hatten versagt! Was die aufschäumenden Wogen nach seiner Heimholung geglättet hätte, wäre eine reichliche Portion Empathie und Einfühlungsvermögen der Mutter gewesen.

Nun können sich Personen mit einer hysterischen Charakterdisposition zwar ausgezeichnet in andere Menschen *eindenken,* was ihnen ihre eiskalten Berechnungen erlaubt, aber das *Einfühlen* ist ihre Schwäche. Sie fühlen einfach zu wenig. Sie fühlen sich selbst nicht, ihren Schmerz kaum (weshalb ihnen Selbstschädigungen so wenig ausmachen), und sie fühlen nicht, was in ihren Mitmenschen zuinnerst vor sich geht. Das gestattet ihnen, in abnormer Gleichgültigkeit hinterrücks die Fäden zu ziehen und sich am Zappeln ihrer Opfer zu weiden.

Doch die Frau, die bei mir saß, war noch jung und lernfähig. Deshalb brachte ich ihr die neue Sichtweise nahe, wonach es darum ging, welche verwirklichungswürdigen Möglichkeiten in ihrer Zukunft für sie bereit liegen mochten. Eine davon war es, ihre Empathiefähigkeit aufzustocken. Wer den Stimmungsbarometer anderer lesen kann, ist eher gehemmt, ein wahrgenommenes Tief noch zu vertiefen. Wer in eine wunde Seele blickt, zögert, den Finger zusätzlich in die Wunde zu bohren. Die junge Mutter bekam den Auftrag von mir, bei künftigen engeren Kontakten mit ihren Mitmenschen gezielt darauf zu achten, in welcher Verfassung diese seien, welche Lasten sie trügen, und welche Bedürfnisse und Sehnsüchte sie hätten. Sie solle gleichsam in deren Haut schlüpfen, um sie ganzheitlich besser zu verstehen.

„Aber es geht doch um mich!“ wandte meine Patientin ein. „Eben“, antwortete ich. „Sie können nur gesund werden und über Ihre Fehltritte hinweg zu einer liebenswerten Frau heranreifen, wenn Sie aufhören, um sich selbst besorgt zu sein. Wenn sie sich vermehrt ihrer Mitwelt zuwenden. Egoismus ist kein Schlüssel zu einem gelingenden Leben! Tasten Sie sich also, so gut sie nur irgendwie können, in die Gefühle anderer Menschen ein, und berichten Sie mir nächstes Mal davon."

Der Ehemann der Täterin

Der Bericht der jungen Mutter fiel gemischt aus. Immerhin hatte sie Versuche unternommen, die Gefühle einiger Leute bewusst zu registrieren. Ihre Nachbarin, die auf Krücken ging, sei deswegen nicht gereizt, meinte sie, sondern eine Frohnatur. Bei einer Verkäuferin im Supermarkt meinte sie hingegen depressive Züge zu entdecken. Sie hatte sie sogar gefragt, ob sie „schlecht drauf" sei, aber die Verkäuferin hatte abgewunken; sie sei bloß müde.

Dann kam meine Patientin auf ihren Mann zu sprechen, und plötzlich kippte sie ins frühere Muster zurück. Er liebe sie zwar, aber er sei knauserig, erfülle ihre Wünsche nur sporadisch … Ich gebot ihr Einhalt. „Jetzt schlüpfen wir gemeinsam in *seine* Haut", verlangte ich. „Er hat Sie samt Ihrem unehelichen Kind aufgenommen. Er hat ihre häufigen Zornausbrüche ausgehalten. Er hat sich trotz Ihrer öffentlichen Verurteilung nicht von Ihnen abgekehrt. Offenbar liebt er Sie von Herzen, und das wissen Sie. Aber welche Gefühle treiben ihn um?" „Ich glaube, er ist enttäuscht. Er ist traurig. Er hat Angst, dass wir nicht zurechtkommen", murmelte sie. Ich lobte sie. Das war ein brauchbarer Anfang.

„Wenn er enttäuscht und traurig ist, dann machen Sie ihm doch eine Freude“, schlug ich vor. „Wie kann ich das?“ „Bringen Sie ihm zuliebe ein kleines Opfer! Beginnen wir mit dem Sparen. Sie haben mir erzählt, er sei knauserig. Was heißt das?“ Es stellte sich heraus, dass er ihr jüngst Geld gegeben hatte für ein Kleid. Beim Schaufensterbummel hatte sie aber einen attraktiven Teppich gesehen, den sie sofort besitzen wollte. Sie hatte mit dem Kleidergeld den Teppich angezahlt und war nach Hause gekommen ohne Kleid und mit einer offenen Rechnung über einen ziemlich hohen Betrag für einen Teppich, der überflüssig war und gar nicht ins Wohnzimmer hinein passte. Verständlich, dass es zu einem ehelichen Streit gekommen war. Ihr Mann war entsetzt über die Geldausgabe, und sie war unzufrieden, weil sie nun kein neues Kleid hatte. Grund genug für eine hysterische Szene von ihr, bei der Teller zerbrachen und Hemden zerrissen. Ihr Mann hatte sich in seine Arbeit geflüchtet und zwei Tage lang kein Wort mit ihr gesprochen.

Erste Schritte zum Verzichten

Dieses Gehabe meiner Patientin sollte sich grundlegend ändern. Der Gedanke des Besitzen-Wollens, ob Kleid, ob Teppich, ob Mann, ob Kind, sollte abgelöst werden von dem Gedanken, etwas Sinnvolles zu unternehmen, zum Beispiel, sich bei ihrem Mann für seine Treue zu bedanken. Wir besprachen diesen Plan ausführlich, und die junge Frau hatte eine Idee. Wenn ihr der Mann wieder Geld für einen Einkauf gab, würde sie etwas Billiges wählen und den Rest des Geldes in eine Sparbüchse tun. Wir sammelten weitere Ideen. Sie war bereit, für jedes Päckchen Zigaretten oder Schokolade, auf das sie verzichtete, das Geld, das es gekostet hätte, ebenfalls in die Sparbüchse zu tun. Von Ostern bis Pfingsten hatte sie schließlich 250.- DM beisammen und überreichte dieses Geld ihrem Mann als Zuschuss zum bevorstehenden Urlaub. Er konnte die unerwartete Überraschung gar nicht fassen, umarmte sie und lud sie ein, feierlich mit ihm auszugehen. Sie war ungemein stolz auf sich.

Nach dem Verzicht auf materielle Augenblicksbefriedigungen leitete ich zum nächsten Lernschritt über, der noch schwieriger war. Immer wenn die junge Mutter sich tagsüber geärgert hatte, produzierte sie nächtliche Alpträume, in denen sie aufschrie und sich im Bett hin und her wälzte, woraufhin ihr Mann sie mit allen Mitteln zu beruhigen versuchte, bis sie wieder einschlief. Er aber konnte nach solchen nächtlichen Intermezzos nicht mehr einschlafen und lag stundenlang wach mit der Folge, dass er sich tags darauf übernächtigt zur Arbeit schleppen musste. Über die Inhalte der Träume konnte meine Patientin wenig aussagen. Sie erwähnte diffuse Vorstellungen, über ein Geländer zu stürzen, u. ä. Man hätte diese Erinnerungsbruchstücke psychoanalytisch interpretieren können, aber ich blieb skeptisch. Mir schienen die Alpträume eher an jemanden *adressiert* zu sein, und zwar an den friedlich schlummernden Ehemann, mit dem Ziel, dessen Schlummer ein unfriedliches Ende zu setzen. Deshalb fragte ich vorsichtig nach, ob die Frau auch solche Träume erlebe, wenn sie bei gelegentlicher Abwesenheit ihres Mannes zu Hause allein schlief. Prompt verneinte sie und staunte selbst darüber.

Ich unterbreitete ihr einen ungewöhnlichen Vorschlag: Sie könne träumen, was sie wolle, aber sie solle darauf verzichten, ihren Mann aufzuwecken, da er den Schlaf brauche, um am nächsten Tag leistungsfähig zu sein. Sie versicherte mir sogleich, dass sie ihn nicht absichtlich aufwecke, sondern gar nicht wisse, wann sie im Traum rufe oder stöhne. Trotzdem blieb ich dabei, sie möge sich abends vor dem Einschlafen fest vornehmen, ihren Mann in der kommenden Nacht zu verschonen. Sie möge entschlossen auf all die Zuwendungen und Zärtlichkeiten verzichten, die er ihr bei seinen Beruhigungsversuchen gewähren würde, und zwar *ihm zuliebe, damit er ungestört durchschlafen könne.*

Was geschah? Die Alpträume verschwanden. Die spezielle Gabe hysterischer Personen, auch manch automatisch abrollende Körperfunktionen willentlich steuern zu können, wurde erfolgreich in den Genesungsprozess eingebaut. Und niemand freute sich mehr als der Ehemann, der seiner Frau noch mehr Zärtlichkeiten schenkte als zuvor, nur eben nicht zu ungünstiger Stunde, sondern in der ehelichen Zweisamkeit.

Zweck und Effekt

Es ist angeklungen, dass es theoretisch optimal wäre, hysterische Patienten konsequent um die von ihnen angepeilten Effekte zu bringen. Frankl und viele seiner Kollegen sprachen davon, den jeweiligen Krankheitsgewinn tunlichst zu minimieren, um die „Zweck-Symptome" ins Leere laufen zu lassen. Die Hürde dabei ist, dass die Zumutung für die Adressaten jener Symptome meistens zu groß ist. Hätte man im oben geschilderten Fall dem Ehemann eindringlich geraten, sich taub zu stellen und auf die Alpträume seiner Frau nicht mehr zu reagieren, und sollte sie die ganze Nacht lang stöhnen, jammern oder um sich schlagen, so hätte das vielleicht diese Alpträume auch einmal zum Erlöschen gebracht. Zuvor jedoch hätte es eine Serie von unerträglichen Nächten für beide bedeutet, in denen sich die Frau noch mehr in ihre „Show" hineingesteigert hätte, um doch noch eine Reaktion ihres Partners zu erzwingen, und der Ehemann vielleicht das Handtuch geworfen hätte und fluchtartig ausgezogen wäre. Dem gegenüber ist es über den freiwilligen Verzicht der Frau geglückt, die hysterische „Show" gar nicht auf die „Bühne" zu bringen, wobei die Übergänge zwischen bewusster und unbewusster Inszenierung fließend waren, und daher auch die Einflussnahme aus dem bewussten Bereich in den unbewussten möglich wurde.

Eines Tages hatte die junge Mutter einen schlimmen Rückfall. Sie kam mit einer Tüte Päckchen unter dem Arm und wollte von mir die Zustimmung, ihren Sohn Andi an diesem Tag im Heim besuchen zu dürfen. Der Vormund des Kindes war jedoch gerade auf Dienstreise, und ohne Arrangement mit ihm konnte ich den Besuch nicht genehmigen. Ich erklärte der Mutter, dass der Heimbesuch leider verschoben werden müsse, da atmete sie ein paar Mal kräftig ein und aus (sie „hyperventilierte", wie man in der Fachsprache sagt[1],) und fiel mit verkrampften Zügen ohnmächtig zu meinen Füßen

1 Unter Hyperventilation versteht man ein rasches, stoßweises und mehrmaliges Hintereinander-Ein- und Aus-Atmen, wobei es zu einer CO2-Abhauchung kommt, die eine vorübergehende Ohnmacht erzeugen kann. Die Hyperventilationstechnik ist bei hysterischen Personen oft konditioniert, sodass ein kurzes anormales Schnaufen bereits genügt, den erwünschten Effekt zu erreichen.

hin. Ich gebe zu, dass ich erschrocken wäre, hätte ich sie nicht inzwischen allzu gut gekannt. Die appellierende und auf mein Mitleid rechnende Stilistik ihres „Zusammenbruchs“ war mir sofort klar. Doch bei mir sollte sie ihren Effekt verfehlen! Ich holte einen klitschnassen, tropfenden Lappen und drapierte ihn auf ihrer Stirne, wodurch ihr das kalte Wasser über die Haare und Ohren bis in den Nacken floss. Das mochte als ungeschickter Hilfsversuch gelten. Jedenfalls wurde es ihr so ungemütlich, dass sie rasch wieder auf den Beinen war.

„Setzen Sie sich“, sagte ich ungerührt, „was soll das Theater?“ „Es ist wegen meinem Andi“, schluchzte sie, „ich möchte ihn wiedersehen!“ „Was Sie jetzt getan haben, entfernt Sie eher von ihm, als dass es Sie ihm näher bringt. Denn Sie haben das gleiche Verhalten angewandt wie früher, nämlich einen kaschierten Zornausbruch! Mir können Sie kein Bügeleisen an den Kopf werfen, daher wollen Sie mich wenigstens schockieren und mir demonstrieren, was ich angerichtet habe. Das macht alles, was Andi gelitten hat, sinnlos. Nur wenn Sie sich wandeln, wenn Sie aus der warnenden Erkenntnis heraus, wozu Ihre auflodernden Affekte Sie verleiten können, ein neuer Mensch werden, war alles nicht umsonst, auch nicht die Verbrennung am Gesäß Ihres Kindes. Ihr demütigender Prozess und unsere Kooperation haben dann zu etwas Gutem geführt. Ob Sie Andi heute oder in einer Woche besuchen, ist für Andi egal. Aber ob Sie sich ändern oder nicht, ob Sie an Ihrer Schuld wachsen oder immer wieder schuldig werden, das macht auch für Andi einen Unterschied. Alles, was Sie jetzt für Andi tun können, ist, *an sich arbeiten und arbeiten*, unermüdlich, damit sich das Furchtbare aus Ihrer Vergangenheit nie mehr wiederholt – weil Sie nicht mehr die Frau aus Ihrer Vergangenheit sind!“

Die Liebe aber ist die Stärkste …

Verdattert hatte mir die junge Mutter gelauscht. Letzte Wassertropfen rannen ihr ins Gesicht, aber ein Begreifen dämmerte in ihr auf. Wenn sie dieselbe blieb, blieb ihr die Schuld, und dem Kind das sinnlose Leid. Wenn sie sich besserte, konnte sie ihre Schuld auf höherer Ebene gutmachen, und das Leid des Kindes wurde rückwirkend zum Auslöser einer positiven Entwicklung. Eine Argumentation, die sie zu faszinieren begann. Ja, sie wollte sich rehabilitieren: Andi zuliebe. Wie ein Mantra wurde das Wort „Andi zuliebe" zum Antrieb ihrer weiteren Lebensgestaltung. Sie hatte ihren Sohn zu fremden Leuten abgegeben, wieder zurückgeholt, falsch behandelt, gemartert – jetzt sollte die Liebe zu Andi sie retten. Was eine harte Bestrafung, was gerechtfertigte Vorwürfe, was ein schlechtes Gewissen nicht zuwege bringen – die Liebe kann's. „Die Liebe aber ist die stärkste …"

Bald fuhr sie Erfolge ein. Eine Bekannte hatte sie am Telefon genervt, und spontan wollte sie eine Vase an die Wand knallen (was sie früher öfters getan hatte). Nein, sie hielt in der Bewegung inne – Andi zuliebe. Wenn sie sich bei ihrem Halbtagsjob einbildete, eine Kollegin würde vom Chef bevorzugt, verzichtete sie auf ein dramatisches Spektakel und eine hinterhältige Diffamierung dieser Kollegin – Andi zuliebe. Wenn sie wie früher ihre Periode vorschieben wollte, um sechs Tage krank zu spielen, riss sie sich zusammen und erfüllte ihr tägliches Plansoll – Andi zuliebe. Es war ein ständig neues Ringen, doch ihre Metamorphose ging langsam und stetig vor sich. Ich stützte sie dabei und lehrte sie, auf alles zu verzichten, was ihr begehrlich schien: Darauf, die Aufmerksamkeit auf sich zu ziehen, andere Menschen nach ihren Wünschen zu manipulieren, Zuwendung zu erpressen, Wut blindlings in Tat umzusetzen, jedweder Lust und Laune nachzugeben. Der Tag rückte heran, an dem sie mir lächelnd sagte, sie brauche das alles nicht mehr, aber komischerweise fliege ihr jetzt das Wohlwollen ihrer Mitmenschen „unbegehrt" nur so zu. Ein Genesungszeichen! *Hysteriker heilen heißt, ihnen beizubringen zu verzichten.*

Vielleicht sollte ich hier anmerken, dass ein sinnvoller Verzicht aus Liebe nicht identisch ist mit einer krankmachenden Unterdrückung von Emotionen aus Angst, was es im weiten Feld der Psychologie auch gibt. Der Schiedsrichter, der über „Verzicht oder nicht?" entscheidet, ist *der Sinn. Er* flüstert uns zu, wann es recht und richtig ist, unseren eigenen Anliegen Gehör zu verschaffen, und wann es recht und richtig ist, sie generös zurückzustellen. Die menschliche Gemeinschaft kann weder gedeihen, wenn jedermann sich kläglich dominanten Despoten unterwirft, noch kann sie gedeihen, wenn jedermann andere despotisch beherrschen will. Nur in einem ausgewogenen Maß von Selbstakzeptanz und Selbsttranszendenz, in biblischer Diktion: Selbstliebe und Nächstenliebe (und Gottesliebe) ist unser kompliziertes Erdendasein zu bestehen.

Die junge Frau wurde erneut schwanger und ich erinnerte sie daran, was sie an pädagogischen Kenntnissen bei mir gelernt hatte, vor allem, was eine gute Mutter-Kind-Beziehung fördert. Als ich mit dem Jugendamtsleiter konferierte, erfuhr ich, dass man sie zwar kontrollieren werde, dass man ihr aber zutraute, ihre Mutterschaft diesmal verantwortlich wahrzunehmen. Mit Andi, den sie längst unbeaufsichtigt besuchen durfte, pflegte sie ein freundschaftlich-lockeres Verhältnis. Der Bub war wegen fehlender Schulreife noch im

Vorschulkindergarten und holte dort seine Defizite auf. Er hinkte sprachlich zurück, erwies sich jedoch an handwerklich-technischen Materialien als sehr interessiert. Der Stiefvater, der ihn ebenfalls in Abständen besuchte, bastelte viel mit ihm und zeigte ihm, wie man Hammer, Feile und Zangen benützt. Das waren Andis „Highlight-Stunden".

Am Ende der vorgeschriebenen vier Therapiejahre verabschiedete ich mich von einer geläuterten Frau, die ihr neugeborenes Baby liebevoll an die Brust drückte. Ich hatte keine Sorge um dieses zweite Kind. Das Wissen um die begangene Schuld hat die Mutter erfreulich verändert. Natürlich konnte sie ihre einstige Missetat in der Geschichte ihres Lebens nicht ausradieren. Aber auch ihre Reue und ihre Charakterwandlung schrieben sich in die Geschichte ihres Lebens unverlierbar hinein. Es stand mir nicht zu, ihre Hoffnung auf Vergebung zu schüren. Nur: *Wenn* es eine solche Hoffnung gibt, und zwar für uns alle gibt (denn wer ist schon frei von Schuld, Fehlern und Versagen?), dann standen die Zeichen bei meiner ehemaligen Patientin eindeutig auf grün. Und das sagte ich ihr zum Abschluss unserer Gespräche.

Psychotherapeutisches Credo

Niemand kommt als Psychopath auf die Welt. Zwar bringt jeder Mensch gewisse Charakterneigungen mit sich, darunter auch krisenanfällige, aber diese legen sein Schicksal nicht fest. Wenn äußere Faktoren derlei krisenanfällige innere Faktoren zusätzlich anschieben, ist das pures Pech. Frankl war jedoch nicht bereit, Menschen in solchen Doppelbelastungsfällen „abzuschreiben". In einem ergreifenden Appell schrieb er:

„... immer wieder gilt es, die ‚Trotzmacht des Geistes', wie ich sie genannt habe, aufzurufen gegen die nur scheinbar so mächtige Psychophysis [= Vereinigung von Körper und Seele]. Gerade die Psychotherapie kann dieses Aufrufs nicht entraten, und ich habe es als das ... psychotherapeutische Credo bezeichnet: den Glauben an diese Fähigkeit des Geistes im Menschen, unter allen Bedingungen und Umständen irgendwie abzurücken vom und sich in fruchtbare Distanz zu stellen zum Psychophysikum an ihm."[2]

Der Mensch kann seinen eigenen krisenanfälligen Neigungen trotzen, und ebenso kritischen Einflüssen durch sein Sozialmilieu. Wenn es hart auf hart kommt, bietet er sogar beidem die Stirn. Deshalb ist es inhuman, Täter bei ihren Negativprägungen abholen zu wollen. Abholen muss man sie bei den Wurzeln ihrer Geistigkeit, ihrer Suche nach Sinn und ihrer verschütteten Sehnsucht, sich liebend selbst zu überschreiten.

Ich weiß wohl, dass es bei vielen Delinquenten, die die Gefängnisse bevölkern, keinen Zugang über psychotherapeutische Gespräche mehr gibt. Dennoch wäre denkbar, dass sie über eine intensive Einbindung in eine produktive Beschäftigung oder in anstrengende musische oder sportliche Projekte jene fruchtbare Distanz zu sich selbst und ihren Negativprägungen zurückerlangen könnten, die es ihnen gestattet, aus ihrem So-Sein in ein Anders-Sein hinüberzugleiten. Bunte Versuche haben das bestätigt. „Schwere Jungs", die man auf Segelschiffen Wind und Wetter ausgesetzt oder in eine unwirtliche Wüstenplantage zum Überlebenstraining geschickt hat,

---

2 Viktor E. Frankl, „Der Wille zum Sinn. Ausgewählte Vorträge über Logotherapie", Hans Huber, Bern, 3. Auflage 1982, Seite 116

haben innere Kehrtwendungen an Ausdauer und Zusammenhalt vollzogen. Diebe und Kleinkriminelle, die in einer englischen Versuchsanstalt Bühnen- oder Gesangsrollen einstudiert und in Theateraufführungen mitgewirkt haben, konnten resozialisiert werden. Freilich sind das Einzelmaßnahmen, die nicht den gesamten Strafvollzug revolutionieren können. Und dennoch: Alle Fachleute, die sich über bestmögliche präventive und kurative Maßnahmen bei Psychopathen den Kopf zerbrechen, wären gut bedient, würden sie sich an Frankls Hinweisen orientieren.

Von der Krankheit zur Selbstbestimmung

Zwänge ablegen, Altlasten abwerfen

Vorbemerkung

Ich habe den Werdegang einer Täterin nachgezeichnet und will mich jetzt dem Werdegang eines Opfers widmen. Opfer von Misshandlungen, Brutalitäten, Beschämungen und Folterungen aller Art schleppen eine scheußliche Hinterlassenschaft mit sich, die sie am beschwingten Vorwärtsschreiten hindert. Diese auszuklinken und abzustreifen wird zur gigantischen Herausforderung für sie. Dabei gibt es Sieger und Verlierer. Kein Opfer wird *automatisch* zum Verlierer. Ähnlich wie die Täter sind auch die Opfer potentiell in der Lage, sich geistig von seelischen Turbulenzen zu distanzieren – hier von jener grässlichen Hinterlassenschaft der Täter. Jeder kann von der menschlichen Freiheit Gebrauch machen, seinen Lebensweg selbstbestimmt zu wählen. Es ist geradezu eine Sünde überalterter Psychologie, Opfern von Gewalttaten zu suggerieren, sie müssten ein Leben lang an ihren misslichen Erfahrungen kranken. Erst die Idee, seelisch geknickt sein zu *müssen*, knickt sie endgültig. Nicht einmal die Idee, dass sie prinzipiell therapiebedürftig seien, hat sich in Langzeitstudien erhärtet. In solchen Studien tauchen regelmäßig „Sieger" auf, die ihre scheußlichen Altlasten ohne fremde Hilfe zu entsorgen und in einen zufriedenstellenden Lebenslauf einzubiegen vermochten. Zweifelsohne sind derartige Siege nicht leicht zu erringen. Dennoch dürfen wir den „Andis" dieser Welt ihre guten Chancen nicht absprechen. Es ist im Gegenteil unsere

Aufgabe, sie zu ermutigen, sich vom Sog einer bedauerlichen Vergangenheitsepoche loszustrampeln und sich einer Zukunft zu überantworten, in der für sie noch alles offen ist.

Herr G war ein Mann mittleren Alters, der wegen der weiten Entfernung seines Wohnortes nicht zu mir anreisen konnte. Er bezeichnete sich als „typisches Opfer seiner Kindheit“ und bat mich um Unterstützung per Telefonkontakt und Briefwechsel. Später hat er mir erlaubt, Ausschnitte aus unserer Korrespondenz zu veröffentlichen. „Damit die logotherapeutischen Gedanken, die Sie mir vermittelt haben, auch anderen Menschen helfen“, so sein Motiv. Inzwischen sind Jahrzehnte verstrichen, und ich zögere nicht mehr, seinen Wunsch zu erfüllen.

Briefwechsel Ausschnitt 1

Herr G:

Ich erzählte Ihnen am Telefon, dass mir konkrete Tipps aus Ihren Büchern geholfen haben, meine Zwangsneurose zu beseitigen. Die von Ihnen beschriebene Methode der „Paradoxen Intention“ ist wirklich toll![3] Dass Sie mir zu meinem Erfolg gratuliert haben, hat mich besonders gefreut … Innerhalb der Psychotherapie gibt es offenbar Richtungen, die mehr Schaden anrichten als Nutzen erbringen. Ich habe mich vor zehn Jahren wegen meiner Zwangsneurose einer psychoanalytischen Behandlung unterzogen. Was dabei herauskam, war,

3 Franklsche Methode zur Überwindung von unnötigen Ängsten, wonach diese weichen, sobald der Angstinhalt (statt gefürchtet) humorvoll übertrieben herbeigewünscht wird.

dass sich meine Zwänge zusätzlich verstärkt haben. Dafür musste ich eine Menge Geld bezahlen …

Anscheinend sind Sie sehr für das Leistungsprinzip. Mir haben meine Verwandten ein Leben lang vor Augen gehalten, wie wichtig Leistung im Leben sei. Man hat mich als Kind verprügelt, wenn ich nicht tüchtig genug war. Man hat mich in Berufe gezwungen, die nicht meinen Talenten entsprachen. Um meine Verwandten bei Laune zu halten, arbeitete ich in den mir verhassten Tätigkeiten wie besessen. Fazit: Nervenzusammenbruch, Kreislaufkollaps, Herzrhythmusstörungen … Ein monatelanger Krankenhausaufenthalt.

Ich:

Es tut mir leid, dass Sie schlechte Erfahrungen mit der Psychotherapie gemacht haben. Umso höher ist die Leistung zu bewerten, dass Sie Ihrer Zwangsstörung aus eigener Kraft entronnen sind. In diesem Sinne habe ich den Begriff „Leistung" auch gemeint, nämlich als ein Sich-selbst-Übersteigen, als eine Unternehmung, auf die man stolz sein kann. Es ist doch ein großer Unterschied, ob man von Fremden unter Druck gesetzt bzw. überfordert wird, oder ob man eigenmächtig seinen Schwächen trotzt!

Sie schreiben, Sie hätten wegen Ihren Verwandten verhasste Tätigkeiten ausgeübt. Nun, vielleicht lässt sich für Sie daraus der Lerngewinn ziehen, sich nie mehr falschen Befehlen unterzuordnen. Oder vielleicht war diese Phase Ihres Lebens notwendig, um herauszufinden, was Sie wirklich tun möchten. Bedenken Sie: Die Schuldabwälzung auf andere Menschen ist untauglich, um entwicklungsmäßig voranzukommen.

Briefwechsel Ausschnitt 2

Herr G:

Ein 17 Jahre andauernde Grübelzwang riss mich in die Arbeitsunfähigkeit. Ich habe viel über Psychologie und Psychiatrie gelesen, habe etwa 300 Briefe mit eindringlichen Fragen an Experten und Wissenschaftler geschrieben. Die Antworten stellten mich nicht zufrieden, die Aussagen der Koryphäen divergierten. Dadurch wurde mein Grübelzwang geradezu perfekt …

Vor zwei Jahren entdeckte ich die Logotherapie Frankls, und das war meine Rettung. Allerdings hat mir ein Psychiater, den ich konsultierte, weil ich nach einer Myocarditis oft kollabierte, von einer näheren Beschäftigung mit der Logotherapie abgeraten. Er meinte, das würde mich wieder zum pausenlosen Grübeln animieren. Er fuhr mir mit einem Finger gegen die Augen, und als ich zusammenzuckte, diagnostizierte er mich als „neurotisch wie eh und je". Bin ich denn verdammt, ewig abnormal zu sein? Bin ich ein aussichtsloser Fall? Im Krankenhaus hat man mir prophezeit, dass ich noch lange Schmerzen haben werde …

Ich:

Ihr schweres Schicksal geht mir nahe. Angesichts dessen ist Ihr Fachinteresse nicht nur verständlich, sondern durchaus löblich. Ich halte es für sehr vernünftig, sich im Krankheitsfall zu informieren und sich generell weiterzubilden. Allerdings empfehle ich Ihnen, die Meinung der Fachleute nicht zu überschätzen. Insbesondere die Psychiatrie und Psychotherapie sind junge und teilweise noch unausgegorene Disziplinen. Ihre Vertreter sind sich in vielen Bereichen uneinig, was beweist, dass es an gesicherten Thesen mangelt.

Ernst dünken mich jedoch Ihre Zweifel an sich selbst. Verbannen Sie den Gedanken an Normalität oder Abnormalität aus Ihrem Kopf! Dafür gibt es keine genauen Definitionen und schon gar keine klaren Trennlinien. Was jemand anderer von Ihnen denkt, was er von Ihnen hält, ist überhaupt nicht wichtig. Jeder Mensch trägt in sich eine „innerste Stimme", ob man sie „Gewissen" nennt oder anders, und die weiß recht gut Bescheid. Horchen Sie in sich selbst hinein: Ist es mit dieser Ihrer innersten Stimme vereinbar, irgendjemanden als „aussichtslosen Fall" zu bezeichnen? Wenn nicht, dann tun Sie es auch nicht!

Briefwechsel Ausschnitt 3

Herr G:

Meinen innigen Dank, dass Sie mir schriftlich und telefonisch so hervorragend geholfen haben. Noch nie hat jemand zu mir gesagt, dass ihm mein schweres Schicksal nahe geht – so wie Sie. Die Frage nach meiner „Normalität" ist vom Tisch! Aber gestatten Sie, dass ich etwas anderes mir Unangenehmes erwähne. In der letzten Nacht wachte ich mit starkem Herzklopfen auf. Ich hatte einen „zwangsneurotischen Traum", denn ich träumte, dass die ganze Stadt voller Buchhandlungen war, und zwar voller dicker Fachbücher, und diese jagten mir unvorstellbare Angst ein. Dabei war ich schon seit Monaten in keiner Buchhandlung mehr. Ich musste wieder Beruhigungsmittel einnehmen. Als ich morgens wach wurde, war die

Angst verschwunden, und von Zwangsgedanken keine Spur mehr da. Wie schätzen Sie diese Problematik ein?

Ich:

Träume soll man nicht mystifizieren. Über seltsame Träume darf man schmunzeln, und je schauriger sie sind, umso mehr darf man beglückt sein, dass sie eben „nur" Träume sind. In Stresszeiten kommt es vermehrt zu Träumen, die gelegentlich angstbesetzt oder verwirrend sein können, was beweist, dass das Gehirn auch im Schlaf noch kleinere Aktivitäten hervorbringt. Schließlich ist in Stresszeiten mehr Denkarbeit erforderlich. Auch Schriftsteller, Künstler, Erfinder etc. haben während schöpferischen Stadien häufig schlecht geschlafen, weil das Gehirn in schöpferischen Phasen nicht gerne „Pause macht". Träume sind Gradmesser kognitiver Aktivitäten, die durchaus fruchtbar sein können. Dazu kommt, dass zwangsgefährdete Menschen meistens ein hohes Ausmaß an Fantasie besitzen. Was sie sich in ihren apokalyptischen Visionen alles ausdenken, ist phänomenal. Wenn Sie somit tatsächlich eine Tendenz zum Grübeln und dazu jede Menge Fantasie haben, dann müssten Sie eigentlich sehr kreativ über Ihre Zukunft nachdenken können, sofern Sie nicht an vergangenen und gegenwärtigen Bedrängungen kleben bleiben.

Erlauben Sie Ihrer Fantasie, sich auf neuen Spielfeldern zu tummeln! Vielleicht entdecken Sie ungeahnte Möglichkeiten für sich, die realisierbar wären. Sie müssen *das Positive* in sich selbst zur Blüte bringen und nicht in der Betrachtung *des Negativen* versunken verharren. Man hat Ihnen weiterhin Schmerzen prophezeit, aber hat man Ihnen auch Freude prophezeit? Das

Auftreten der Schmerzen können Sie nicht selbst wählen, das Auftreten der Freude aber hängt wesentlich von Ihnen ab. Lassen Sie trotz allem die Freude überwiegen! Dann werden auch Ihre Träume diesen „Kurswechsel" mitvollziehen …

Briefwechsel Ausschnitt 4

Herr G:

Ihr Impuls hat mir gut getan. Ja, die Freude soll überwiegen! Dieser Gedanke beflügelt mich. Aber schon wieder beschleicht mich ein Einwand, an dem ich hängen bleibe. Ich habe gelesen, dass die seelischen Folgen einer Druckentlastung manchmal schlimmer seien als der Druck selbst es war. Stimmt das? Und kann man sich vor solchen Folgen nach dem Aufhören früherer Schwierigkeiten irgendwie schützen? Wahrscheinlich gibt es keine allgemeine Regel?

Ich:

Ach, wer Schwierigkeiten haben will, wird sich immer welche suchen, auch wenn er gerade welche los geworden ist. Druckentlastung ist zunächst ein Anlass, tief durch- und aufzuatmen. Es ist völlig widersinnig, sich die Hochstimmung über die gewonnene Druckfreiheit durch Grübeleien über eventuell einzutretende Folgen dieser Druckbefreiung zu verderben. Zerbrechen Sie sich nie den Kopf über Probleme, die (noch) gar nicht existieren! Alles überflüssige Sich-Ängstigen und Zweifeln kostet Sie wertvolle Lebenszeit, in der Sie etwas Konstruktives schaffen könnten.

Aber wenn Sie mich schon als Fachfrau fragen: Ja, eine jähe, plötzliche Entlastung nach einer hektischen Zeitspanne kann einen kurzfristig aus dem Gleichgewicht werfen, weil der Mensch nicht imstande ist, jählings von Gehetztheit auf völlige Muße umzuschalten. Deswegen empfiehlt sich, wie ein Läufer nach Ankunft am Ziel ein wenig „nachzulaufen". Doch *Ihre* Situation ist mit einem schwitzenden Läufer nicht vergleichbar. Sie sitzen sozusagen nach Ihrem Lauf schon eine ganze Weile im Gras, haben einen Krankenhausaufenthalt hinter sich, sind arbeitslos, haben sich aus der Zwangsstörung herausgewunden – nichts überfrachtet momentan Ihr Leben. Sie gleichen eher einem Läufer, der seine Wunden versorgt und seine Muskeln ausgeruht hat und jetzt Ausschau hält nach neuen, lohnenswerten Zielen. Er braucht ja nicht nochmals sein Tempo zu überstrapazieren. Nächstes Mal wird er gemächlicher laufen, so sein Vorsatz, aber ein hehres Ziel braucht er trotzdem. Herumsitzen und im eigenen Saft schmoren ist fade. Da verkümmern seine Kräfte bloß …

Briefwechsel Ausschnitt 5

Herr G:

Ihre Worte sind wie Balsam auf meine Seele … Wie recht haben Sie, dass überflüssiges Herumgrübeln wertvolle Lebenszeit kostet! Schluss damit! Es ist nur so: Während ich im Gras sitze, wie Sie es ausdrücken, kommen Überlegungen zum Vorschein, die während meiner Zwangsneurose von Ängsten überlagert und im Krankenhaus von Medikamenten betäubt waren. Um sie anzudeuten, nochmals eine kleine

Retrospektive. Als Kind war ich andauernd krank. Meine Verwandten witzelten immer über meine Konstitution. Mein Vater zwang mich zum Essen, meine Mutter griff an meine Hüfte und jammerte, dass mir die Knochen herausstünden. In meiner Jugendzeit hat man mir eingetrichtert, ich soll lernen und lernen … Meine Mutter machte mit mir die Schulaufgaben. Ich wurde von ihr mit Fäusten traktiert, wenn ich etwas nicht verstand. Ich entwickelte eine enorme Schulangst. Die Phrase „Wissen ist Macht" verfolgte mich Tag und Nacht. Meine Mutter hat heimlich Alkohol getrunken. Dazu gab es die Redensart vom Großvater, dass „der Apfel nicht weit vom Stamm fällt" – würden Sie vielleicht dazu Stellung nehmen?

Dass ich jetzt psychisch wieder okay bin, gibt mir wahrhaftig einen großen Grund zur Freude. Auch physisch bin ich dabei, mich zu erholen. Ich fürchte allerdings, dass ich an Körpergewicht nicht mehr zunehmen werde. Aber das beeinträchtigt meine Gesundheit nicht, oder?

Ich:

Es kommt mir fast so vor, als würden Sie mich als Orakel befragen, das in Zweifelsfällen entscheiden soll. Das brauchen Sie nicht. Sie sind klug genug und bestens in der Lage, sich selbst eine Meinung zu bilden …

Mir fällt auf, dass Ihre Erinnerung an Ihre Kindheit und Jugend recht dunkel eingefärbt ist. Deswegen Ihre ständige Heimsuchung durch die Retrospektive. Sehen Sie: Man kann sich von seiner Vergangenheit nur *versöhnlich* verabschieden, oder man ist gar nicht verabschiedet. Ich bin die Letzte, die Hässliches schönreden will. Andererseits soll vorhandenes

Schönes auch nicht von vorhandenem Hässlichem verdrängt werden. Daher mein Rat: Spüren Sie einmal das Schöne und Helle aus Ihrer Vergangenheit auf! Es muss zwischendurch auch glückliche Stunden gegeben haben, und es wäre schade, sie in einer Pauschalabwertung untergehen zu lassen. Und bemühen Sie sich um eine milde Beurteilung Ihrer Verwandten. Reine Teufel gibt es nur im Märchen! Wenn Sie viel krank waren, hat man Sie doch jedes Mal gesund gepflegt. Wenn man dürre Beine und magere Hüften an Ihnen kritisiert hat, dann vermutlich aus Sorge um Ihre gesundheitliche Entwicklung. Der mütterliche Wunsch, Sie sollten tüchtig lernen, entsprang wohl ähnlichen Motiven. Heute verfügen Sie über eine ausgezeichnete Schulbildung, wenn auch um einen hohen Preis, und das vermehrt in der Tat Ihre Zukunftsoptionen in unserer Gesellschaft.

Bedenken Sie, auch Eltern machen Fehler. Eltern müssen erst in ihre Elternfunktion hineinwachsen. Eltern ringen mit ihren eigenen Labilitäten, siehe Trinkerei der Mutter. Tätlichkeiten sind oft Zeichen von Hilflosigkeitsgefühlen und Schwäche. Das entschuldigt sie nicht – nur: Sind *Ihnen* Hilflosigkeitsgefühle und Schwäche unbekannt? Werfen Sie nicht den ersten Stein …

Das Sprichwort vom Apfel, der nicht weit vom Baum fällt, besagt lediglich, dass wir alle unser genetisches Erbe in uns tragen. Sie sind da keine Ausnahme. Aber wir tragen etwas viel Bedeutsameres auf unseren Schultern, nämlich die Verantwortung, zu welcher Endform wir dieses Erbe ausgestalten. Ob der Apfel zu einer leuchtend roten, sättigenden Frucht wird oder zu einem unreifen, faulen Gebilde … und *dabei* kann der Stamm nicht mitmischen!

Briefwechsel Ausschnitt 6

Herr G:

Ich glaube, ich habe es geschafft, mich im Guten von meiner Vergangenheit zu verabschieden. Demnächst trete ich eine neue Arbeitsstelle an und hege den festen Vorsatz, nicht wieder schnell wankelmütig zu werden und aufzugeben. Sie haben mich von meiner Selbstbeobachtung geheilt, welch ein Segen! Jetzt kann ich mich auf die Aufgaben konzentrieren, die „mir das Leben stellt", wie Sie sagen. Ich betreibe ein Körpertraining, ohne mich ständig im Spiegel kontrollieren zu müssen. Auch macht es mir wenig aus, in einem Lehrbuch der Psychiatrie definiert gefunden zu haben, dass ich ein Psychopath bin. Demnach gehöre ich zwar nicht zu den streitlustigen und aggressiven Psychopathen, dafür zu den sensiblen und selbstunsicheren. Das hängt mit meinem genetischen Code zusammen. Übrigens zählt der Buchverfasser auch Jesus, Buddha, Marx und andere berühmte Persönlichkeiten zu den Psychopathen.

Ich weiß schon, Sie werden fragen: Warum wieder psychiatrische Literatur lesen? Aber warum nicht? Bei mir richtet kein Buch mehr Schaden an …

Ich:

Ich möchte Ihnen ein dickes Lob aussprechen! Ich freue mich über Ihre Arbeitsaufnahme und Ihre guten Vorsätze. Jedes Unterfangen steht in Proportion zur Überwindung, die es einem abverlangt. Je schwerer Ihnen also das Durchhalten am neuen Arbeitsplatz fällt, desto großartiger ist es, *wenn* Sie durchhalten! Ferner scheint mir, dass Sie an innerer Sicherheit gewonnen haben. Sie fragen mich kaum mehr und bilden sich selbständig Ihre Meinung.

Die Lektüre des Lehrbuchs hätten Sie sich allerdings sparen können. Natürlich sind Sie ebenso wenig ein Psychopath wie Jesus oder Buddha es waren. Sensitive Psychopathen gibt es überhaupt nicht, denn gerade die Gefühllosigkeit, Brutalität und Rücksichtslosigkeit sind spezifische Charakteristika der Psychopathie. Seien Sie froh, wenn Sie keinem „echten" Psychopathen begegnen! Dass Sie bezüglich Ihrem neurotischen Hang zur Unsicherheit und zum Grübeln stets wachsam bleiben müssen (siehe Verzicht auf die Spiegelkontrolle – bravo!), das wissen Sie, und mehr Psychiatrie-Kenntnisse benötigen Sie nicht zu einem gelingenden Leben. Gedenken Sie Ihrer einstigen „Traumwarnung" und machen Sie vorerst einen weiten Bogen um sämtliche Buchhandlungen in der Stadt!

Briefwechsel Ausschnitt 7

Herr G:

Längere Zeit ist seit unserem letzten Gedankenaustausch verstrichen; nehmen Sie es als Stabilitätsfortschritt meinerseits. Wie ein kleines Kind, das mit jedem Problemchen zur Mutter rennt, habe ich Sie belästigt. Danke für Ihre endlose Nachsicht! Jetzt lege ich mehr Verantwortung an den Tag und bemühe mich, mein Schicksal in meine eigenen Hände zu nehmen. Mit meiner neuen Arbeitsstelle ist es zwar schief gegangen, aber ich habe mich unverdrossen weiter beworben und inzwischen wieder etwas Konkretes in Aussicht.

An meinem Kätzchen habe ich viel Freude und schäme mich nicht, zuzugeben, dass das Tier für mich eine Lebensbereicherung darstellt. Wie es so meine Art ist, habe ich mir ein wissenschaftliches Buch über das Verhalten der Katzen gekauft. Kein Sorge, mein Interesse an psychologischer Literatur ist gesunken! Mit gleicher Post sende ich Ihnen einen Artikel über die Ästhetik des Körpers … Ein Sportmediziner hat jüngst zu mir gesagt: „Na, wie ein russischer Schwergewichtsheber werden Sie nie aussehen!“ Das hat mich tief gekränkt. Wie oft wurde mir in meiner Jugendzeit entgegengeschmettert: „Du wirst nie …“, „Du kannst nie …“ Das war hart, und vor lauter Gram habe ich zwei Kilogramm abgenommen, war schwindlig, hatte Herzjagen. Aber inzwischen habe ich die Worte des Sportmediziners überwunden, und die zwei Kilogramm sind auch wieder zurück.

Ich:

Der Erwerb des Kätzchens war ein prima Idee. Es wird Sie von Ihren überflüssigen Reflexionen ablenken und fördert gleichzeitig Ihr Verantwortungsbewusstsein für etwas, das nicht wieder bloß Sie selber sind. Ein Tier artgerecht und pfleglich zu halten, ist eine ernsthafte Aufgabe.

Was den zugesandten Artikel betrifft, so geht daraus hervor, dass die äußere Erscheinung eines Menschen, wie immer sie beschaffen sein mag, Vor- und Nachteile mit sich bringt. Und das soll ja auch so sein. Denn hätte jemand auf Grund seines Aussehens ausschließlich Vorteile, würde er geistig nicht genügend gefordert werden, was oft das Problem besonders hübscher Personen ist. Und hätte jemand auf Grund seines

Aussehens ausschließlich Nachteile, wäre er schnell psychisch überfordert, was manchmal das Problem körperbehinderter Personen ist. Insgesamt korrelieren äußere Merkmale aber sehr wenig mit innerer Zufriedenheit.

Das führt mich zu Ihrer Überreaktion auf die schalkhafte Prognose des Sportmediziners. Der Arzt wollte Ihnen mit dem eher abschreckenden Bild eines voluminösen „russischen Schwergewichtshebers" doch nur Zufriedenheit mit Ihrem eigenen körperlichen Outfit nahelegen. Er kann nichts dafür, was in Ihrer Familie einst gesprochen worden ist. Er kann nicht wissen, ob Sie in irgendeinem Zipfel Ihrer Seele noch alte Minderwertigkeitsgefühle aus Ihrer Kindheit hätscheln. Er machte Spaß, weil sie gar so emsig nach stärkeren Muskelpaketen äugen. Seien Sie vorsichtig! Sport ist etwas Herrliches, aber er darf (ähnlich wie das Lesen) nicht für neurotische Zwecke instrumentalisiert werden. Leisten Sie also jenem Arzt innerlich Abbitte, verzeihen Sie Ihren Angehörigen die dummen Sprüche, ignorieren Sie Gewichtsschwankungen, Schwindel, Herzeskapaden und sonstige Symptome aus der Rumpelkammer und widmen Sie sich aktuellen Tagesthemen, die wirklich Ihr Interesse und Ihre Hingabe verdienen.

Briefwechsel Ausschnitt 8

Herr G:

Na, das waren deutliche und aufschlussreichen Worte! Ich habe mir alles zu Herzen genommen. Mein vordringliches Bestreben gilt jetzt dem Aufbau meines Selbstvertrauens. Beim Körpertraining fange ich schon an, mich völlig selbst zu vergessen und keine Effekte, wie etwa einen athletischen Körperbau, mehr herbeizusehnen. Seither steigt meine Freude, und siehe da: Ich fühle mich von Tag zu Tag kräftiger. Selbstvertrauen und Selbstvergessenheit sind wirklich der Schlüssel zum Erfolg! Und noch ein Sieg über mich: Ich habe alle psychiatrischen und psychologischen Bücher aus meinem Schrank an die örtliche Bücherei verschenkt, und morgen folgen die sportmedizinischen Bücher. Ich habe wieder Luft zum Atmen, kann wieder ganz Mensch sein, so, wie ich bin. Keine Fragen, keine Zweifel quälen mich … auch im Berufsleben komme ich voran. Ich bin glücklich und von Zuversicht erfüllt.

Ja, Frau Lukas, ich bin gewarnt, dass mich das eine oder andere Gespenst aus meiner Vorgeschichte irgendwann wieder anfechten wird. Nur herbei damit! Ich werde es in eine Maus verwandeln und meinem Kätzchen zum Frühstück servieren! Sie sehen, ich habe die Methode der „Paradoxen Intention" noch nicht verlernt. Ich muss mir von mir selbst nicht alles gefallen lassen, wie Sie „gepredigt" haben. Stimmt, das muss ich nicht und das will ich auch nicht mehr.

Sie haben einmal geschrieben, dass man sich nur versöhnlich verabschieden kann. Das tue ich jetzt. Ich verabschiede mich in Gelassenheit und ohne Klage von meinen Angehörigen, von meinen traumatischen Erfahrungen, von meinen diversen Erkrankungen – und ich verabschiede mich mit einem aufrichtig gemeinten „Vergelt's Gott" von Ihnen.

Abschließende Betrachtung

Ob die Zwangsstörung von Herrn G in einem ursächlichen Zusammenhang mit seiner autoritären und überstrengen Erziehung stand, ist eine ungesicherte Hypothese. Sie drängt sich als naheliegend auf, doch nicht alle meine Kollegen würde sie befürworten, denn auch für neurotische Entgleisungen gibt es ererbte Veranlagungen. Herr G war von Geburt an ein kränkliches Kind, das sich leicht verunsichern ließ und nicht die Energie aufbrachte, sein Selbstbewusstsein zu entfalten. Gewiss hätte ein solches Kind eine besonders behutsame und Geborgenheit vermittelnde Umgebung gebraucht. Misshandlungen wie Demütigungen und Prügeleien waren „Gift“ für es. Wahrscheinlich haben endogene und exogene Faktoren parallel an seiner Seele gezerrt und ihre Reifung eingeschränkt.

Es ist bekannt, dass zum Beispiel Wolfgang Amadeus Mozart oder Ludwig van Beethoven in ihrer Kindheit ebenfalls enorm gegängelt und dass sie musikalisch gepuscht worden sind, was ihren kometenhaften Aufstieg als Künstler aber keineswegs gedämpft sondern sogar gefördert hat. Das ist eben das Geheimnis der Resilienz, dem wir hier begegnen, und dem sich die Seelenforscher seit kurzem an die Fersen heften. Manche Menschen sind wie von einer Aura der Unverwundbarkeit umhüllt. Sie können von einem Malstrom des Unglücks in den Schlund hinabgezogen werden, und trotzdem tauchen sie am Rande der Wogen wieder auf, hochgespült von einer inneren Kraft, die nicht auszublasen ist. Die Geschichtsliteratur weiß von zahlreichen solchen „Wunderkindern“ zu berichten, von Helen Keller bis Martin Luther King, von Madame Curie bis Niki Lauda. Im Kleinen und von keinen Journalisten entdeckt, wohnen solche „Wunderkinder“ als simple Mitbewohner und Mitbewohnerinnen mitten unter uns. Sie sind wahre Helden, nie als solche gewürdigt, und in ihrer stillen Bescheidenheit nie aufgefallen, aber dennoch Meister in der Überlebensstrategie, sogar aus unaussprechlichen Qualen noch seelisch heil hervorzugehen. Resiliente Personen sind nicht nur Stehaufmännchen und Stehaufweibchen, sie verwandeln zudem ihre Leiden in eine grandiose Meisterleistung. Sie machen das Beste aus dem Schlimmsten, sie bauen Brücken aus Trümmern, sie stürzen ab und lernen geistig zu fliegen, sie verbrennen im Scheitern und lernen tapfer durchs Feuer zu schreiten.

Einigen wir uns darauf, dass Herrn Gs Fähigkeit zur Resilienz lange Zeit brach gelegen hat. Er hätte ihrer spätestens beim Erwachsenwerden bedurft, um aus dem einschnürenden Kokon seiner Kinderstube zu entschlüpfen. Allerdings zeigen die Forschungen, dass es häufig einen speziellen Wendepunkt im Leben braucht, der einen Resilienzschub auslöst. Am Wendepunkt ist sozusagen die Talsohle des Elends erreicht: Genug ist genug! Wenn alles schier ausweglos und hoffnungslos erscheint, springt im Menschen offenbar ein letztes Türchen zur geistigen Freiheit auf und stiftet zur Revolte an. Auch Herr G hatte plötzlich genug: Genug von seiner Unterwürfigkeit, seinen Ängsten und Zwängen. Als er auf der verzweifelten Suche nach Hilfe ein Logotherapiebuch mit Instruktionen zur Methode der „Paradoxen Intention“ fand, sammelte er den „Mut eines Löwen“ in sich und wandte sie autodidaktisch an – mit Erfolg. Seine Fähigkeit zur Resilienz begann zu sprießen!

Es war mir eine Ehre, Herrn G bei seinem Regenerationsprozess zu begleiten. Auf Grund seines Naturells wurde er immer wieder von Hyperreflexionen und Grübeleien gebeutelt. Kaum las er einen Fachartikel, legte er jedes Wort daraus auf die Goldwaage und tüftelte daran herum. Kaum erblickte er sich im Spiegel, übermannte ihn die Unzufriedenheit mit seinem schmalen Brustkorb, seinen dünnen Armen und sonstigen „Schwächezeichen". Ständig belauerte er das Tempo seines Herzschlages, was diesen prompt irritierte. Erst als ich ihn davon überzeugen konnte, sowohl seine Autoritätshörigkeit als auch seine egozentrische Selbstbeobachtung im Kombipaket über Bord zu werfen, stabilisierte sich sein vegetatives Nervenkostüm.

Der zäheste Brocken bei unseren Diskursen war sein Groll gegenüber seiner Verwandtschaft. So verständlich dieser Groll war, so schädlich war er für den Grollenden selbst. Wer aus der Enge in die Weite gelangen will, muss sein Herz weiten. Wir sind nicht die Richter über unsere Erzeuger und Vorfahren. Diese stehen am Ende aller Tage vor einem ganz anderen Gericht … Mit Groll im Herzen kann man nicht gesunden. Noch einmal strapazierte Herr G den „Mut eines Löwen" und – vergab. Damit befreite er sich zu einem nagelneuen, unbehinderten Leben.

Von der Einbildung zum Paradox

Lachend über Hürden springen

Herr G hat die Franklsche Methode der „Paradoxen Intention" für sich entdeckt und in Eigenregie genutzt. Was hat es mit dieser von Herrn G hoch gelobten „Wunderwaffe" gegen unsinnige Ängste und Zwänge auf sich? Man erlaube mir, ein wenig auszuholen.

Irrationalität und rationale Lösungen

Normalerweise ist die Vernunft *die* „Problemlösungsproduzentin" schlechthin, denn fast jede Lebenskomplikation lässt sich mit Vernunft, Weitblick, Sachlichkeit, besonnener Überlegung und (nicht zu vergessen) einem kleinen Schuss Intuition entwirren.

Dennoch gibt es eine Problemgruppe, die sich vernünftiger Lösungen entzieht, und zwar aus dem einfachen Grunde, weil die ihr zugehörigen Probleme gar nicht bestehen. Genauer ausgedrückt: Einzig bestehen in der Vorstellungswelt überängstlicher und übersensibler Personen, die aus jeder Mücke einen Elefanten und aus jeder frustrierenden Winzigkeit eine Tragödie machen. Es ist die Gruppe der imaginierten, vorweg gefürchteten, aufgebauschten und in die Wirklichkeit hineinprojizierten, kurz, der situationsinadäquaten, in der Fachsprache *irrationalen* Probleme. Sie bildet fast so etwas wie das „tägliche Brot" in der Psychotherapie. Sie ist der Kern von Angst- und Zwangsstörungen, der geknackt werden muss.

Patienten, die sich mit irrationalen Problemen herumschlagen, zittern auf krankhafte Weise um ihr Wohlergehen, Gesundbleiben, Anerkannt- und Geschätzt-Werden, um ihre Erfolge, ihre Sicherheit, ihren Selbstwert. Die Spinne in der Wohnzimmerecke bedroht sie genauso, wie die Bakterien auf der Türklinke es tun. Die entfernte Möglichkeit, im Kino plötzlich keine Luft mehr zum Atmen zu bekommen, bedroht sie genauso wie der erschreckende Gedanke, sie könnten sich vor ihren Bekannten tödlich blamieren. Der Weg durchs Leben ist für sie ein Dahintappen von potentieller Falle zu Falle und ein Sich-elendiglich-Dahinschleppen von einem Gerade-noch-entkommen-Sein zum nächsten.

Merkwürdig daran ist folgendes: Die Patienten wissen recht gut, dass alles ganz anders ist, als sie es empfinden. Sie sind keine Halluzinanten, denen die angemessene Realitätswahrnehmung abhanden gekommen wäre. Sie wissen, dass sie sich eigentlich nicht zu fürchten brauchen, jedenfalls nicht vor ihren speziellen „Gespenstern". Und das ist das „Gespenstischste" am Phänomen der Angstkrankheit überhaupt, dass eben dieses Wissen nicht tröstet und nicht rettet, sondern wirkungslos verpufft. Die irrationale Angst bleibt erhalten, obwohl ihre Unsinnigkeit und Überflüssigkeit rational erkannt ist. Irrationalität erweist sich als ein Problem, das rational nicht zu lösen ist.

Zugegeben, das zu glauben fällt schwer. Es fällt den Patienten schwer, und es fällt ihren Mitmenschen noch schwerer. Deswegen wird mit derselben Beharrlichkeit wie Aussichtslosigkeit an „Dennoch-rationalen-Lösungen" gebastelt. Zum Beispiel sagt sich der Patient: „Wenn ich die Türklinken mit einem Reinigungsmittel fünfmal abwische, sind sie bestimmt bakterienfrei." Nach dem zehnten Abwischen stellt er fest, dass er sich kein bisschen weniger vor der Berührung mit den Türklinken fürchtet. Oder er sagt sich: „Ich muss ja nicht zu der Party gehen, zu der ich eingeladen bin. Wenn ich nicht hingehe, kann ich mich dort auch nicht blamieren." Nach einiger Zeit stellt er fest, dass ihm die Kontaktflucht statt eines Gewinns an Beruhigung einen zusätzlichen Verlust an Selbstvertrauen eingebracht hat.

Auch die Angehörigen und Freunde bemühen sich, dem Patienten mit vernünftigen Argumenten zu helfen. „Die Spinnen sind sehr nützliche Tiere", sagen sie zu ihm, „sie vertilgen das Ungeziefer und tun dir nichts." Der Patient hört die Botschaft wohl, allein seine Spinnenphobie gedeiht weiter. Oder sie sagen: „Komm, wir begleiten dich ins Kino. Wenn dir wirklich übel wird, helfen wir dir!" Das ist aus der Sicht des Patienten schon besser, denn es bedeutet eine Art „Rückversicherung" für ihn, die seiner Kollabierungsangst Hintertürchen offen hält. Dass er sich alsbald nirgends mehr ohne Begleitperson hinzubegeben wagt, merkt er erst später.

Sämtliche Beschwichtigungen, die auf der Linie liegen: „Du brauchst dich nicht zu fürchten. Du hast dich gut vorbereitet. Du hast es bisher gut geschafft. Du kannst doch etwas! Du bist doch tüchtig! Es wird schon nicht so schlimm werden. Es wird dir nichts passieren. Du wirst sehen, es ist einfacher als du denkst. Du kannst ja immer noch auf diese oder jene Weise ausweichen. Falls es sehr dick kommt, kannst du auf diese oder jene Hilfe zurückgreifen. Und schließlich bin auch ich noch für dich da ...", alle diese schönen und gut gemeinten Ermutigungen gehen ins Leere. Es ist, als wollte man missglückte Striche einer Bleistiftzeichnung ausradieren, aber nicht auf dem Folienblatt, auf dem sie sich befinden – in der Ebene der Irrationalität –, sondern auf der Leinwand, auf die sie das Licht eines Projektors hinwirft – in der Rationalität. Striche, die sich nicht auf einer Leinwand befinden, können dort nicht ausradiert werden, selbst wenn sie dort klar und deutlich zu sehen sind. Man muss schon an die Ursprungszeichnung heran, um zu eliminieren, was falsch eingetragen und eingeprägt ist – auch in der Seele eines Menschen.

Psychotherapeutische Ansätze

Das zu glauben, fällt, wie erwähnt, schwer. Allerdings dürfte man erwarten, dass es den psychologisch geschulten Fachexperten leichter fällt als den Laien. Zumal sie längst die Erfahrung gemacht haben, dass die veraltete tiefenpsychologische Heilsformel: „Wenn ich (rational) verstehe, woher meine (irrationalen) Befürchtungen kommen, kann ich diese hinter mir lassen" bedauerlich insuffizient ist. Das Endergebnis des rationalen Zu-verstehen-Versuchens im Zuge jahrelanger Analysen steht in einem jämmerlichen Verhältnis zum Hinter-sich-lassen-Können irrationaler Lebensängste bei den Patienten.

„Weil mich meine Mutter stets mit Liebesentzug bestraft hat, wenn ich schlechte Noten heimgebracht habe, reagiere ich heute noch panisch auf jede Versagensmöglichkeit" – so etwa lautet eine rationale Erklärung irrationaler Gefühlsvorgänge. Jetzt hat die Mutter den Makel der Neurosenverursacherin; aber hat der Sohn die Neurosefreiheit? Sympathisiert er jetzt eher mit einer Versagensmöglichkeit? „Er muss das Versagen nicht mehr fürchten, wenn er durchschaut, dass er kein Kind mehr ist, das auf die Zuwendung der Mutter angewiesen ist", mag der Psychotherapeut meinen. Na ja, man muss manches nicht und tut es dennoch ... Wie die Lerntheoretiker nachgewiesen haben, verselbständigen sich Symptommechanismen, sobald sie einmal konditioniert sind, was nichts anderes heißt, als dass sie sich von wie immer gearteten Erklärungsinhalten abspalten und ihr eigenes automatisiertes Dasein entfalten. Ein flüchtiger Gedanke an mögliches Versagen setzt dann unweigerlich den massiven psychovegetativen Angstapparat in Gang – Mutter hin, Mutter her.

Frankls grandioser Entwurf

Auf der Suche nach effizienten Lösungen für irrationale Probleme (die in Wirklichkeit Nicht-Probleme sind und entsprechend der Nicht-Lösungen, also keiner Lösungen bedürfen, was, wie dargelegt, ihre Ur-Problematik ist) hat es mit Frankl einen entscheidenden Fortschritt gegeben. Es wurden im Rahmen seiner Methode der „Paradoxen Intention" *auch die Lösungen in die Ebene der Irrationalität* verlegt. Was konkret jeglichen Verzicht auf Erklärungen, Verstehen-Können, Rückversicherungen, Beschwichtigungen, Trost, Ermutigung und Stützungsinitiativen von außen bedeutet. Der Patient soll sich weder wohler fühlen, noch es leichter haben, noch die Berührung mit seinen „Gespenstern" vermeiden. Im Gegenteil, auf der irrationalen Ebene, in der seine Horrorvorstellungen schwingen, exakt *dort* muss er sich mitten hinein in den Rachen des Horrors, in die Höhle des Ungeheuers begeben, und sich dessen zerfleischenden Zähnen ausliefern. Nicht das Zu-verstehen-Versuchen, sondern der unverständliche Schrecken wird in gigantische Höhen hochgejagt. Spinnen in allen Ecken, am besten als Bettgefährten, Bakterien am ganzen Leibe, am besten kolonienweise, Erstickungsanfälle am laufenden Bande, am besten im Stundentakt, und Blamagen über beide Ohren, am besten als komplette Sammlung aller dazu geeigneten Gelegenheiten – das ist die neue Heilsformel! Unglaublich lächerlich und unglaublich wirksam, weil sie radiert, wo die Striche sind: An der lächerlichen Angst vor Nichtigkeiten.

Dass Lächerlichkeit dabei etwas mit dem Lachen zu tun hat, und dass ein befreiendes, „erlösendes" Lachen *das* Antidot gegen Zittern und verkrampftes Verschlossen- und Verkrochensein ist, ist evident. Wer in seiner Vorstellungswelt die Bakterien von der Türklinke zu seinen Lieblingshaustieren erwählt oder die Weltmeisterschaft im Versagen anstrebt, kann einfach nicht ernst bleiben. Selbst beim größten Defizit an Humor kann er sich nicht „vernünftig" damit beschäftigen, er wird zwangsläufig von der rationalen Ebene „losgeeist". Die Auseinandersetzung des Menschen mit seiner Krankheit findet endlich am richtigen, weil identischen Schauplatz statt – *Irrationales kann nur irrational bekämpft werden.*

Ein Zitat von Frankl[4]

Es gibt eine ganz einfache Methode, die Neigung der angstneurotischen Patienten, ihren Angstaffekt so bitter ernst zu nehmen, … aufzuheben. Wir erziehen sie nämlich gerade dazu, das zu intendieren, wovor sie sich fürchten. Denn sobald wir einmal diese Furcht als in sich unberechtigt sachlich aufgezeigt haben, können wir uns dieses paradoxe Vorgehen ja sehr wohl leisten. Wie mag dies aber in der Praxis aussehen? Nun, wir haben z. B. einer agoraphobischen Patientin empfohlen, das nächste Mal, wenn sie einmal einen halbwegs „besseren Tag" hätte, beim Ausgehen sich beiläufig folgendes innerlich vorzusagen: „Wie – ich habe Angst, ich fürchte mich vor dem Herzschlag? Nun, heute geh' ich eben einmal mit der Absicht aus, mich vom Herzschlag treffen zu lassen; bisher hat er mich beim Ausgehen jedes Mal ein- bis zweimal getroffen – heut' will ich mich nun dreimal vom Herzschlag treffen lassen! Zwar ist es auch mir bekannt, dass ich ein normales Elektrokardiogramm habe und dass man mit einem solchen diesbezüglich eigentlich nichts zu fürchten hat; aber ich habe nicht nur ein normales Elektrokardiogramm, sondern nebstbei auch den Ehrgeiz, eben der erste Fall in der Weltgeschichte zu sein, der trotzdem am Herzschlag zugrunde geht und vor lauter Aufregung stirbt."

Während wir, ungeniert, der Kranken mit entsprechender ironisierender Betonung dies alles vorsprechen und ihr gleichsam vorspielen, was sie sich in den betreffenden Situationen und wie sie es sich vorzusagen hat, lächelt unsere Patientin – und wir empfehlen ihr in diesem Augenblick, nur ebenso zu sich selber,

4 Viktor E. Frankl, „Die Psychotherapie in der Praxis", Piper, München, 1991, Seite 155/156

und über sich selber – und über ihre Befürchtungen zu lächeln, in jenem Moment, wo sie das angewiesene Verhalten ihrer Neurose gegenüber versuchen würde; und wir können ihr mit gutem Gewissen versprechen, dass sie an dem Tage frei von ihrer Angst und all ihren Herzbeschwerden sein wird, an dem es ihr vollends gelingen würde, ganz so wie jetzt – zu lächeln.

Frankl zog philosophische Perspektiven zur Untermauerung seiner Thesen heran. Geistiges ist per definitionem reine Dynamis, keine Substanz. Als Nicht-Substanz ist es mit keinerlei Substanz verschmelzbar, und folglich nicht „lokalisierbar" im Hier und Jetzt, nicht „festbindbar" in Raum und Zeit. Geistiges kann sich aus jeder Einheit ausgliedern, der es selbst angehört. Demgemäß kann auch der Mensch als geistige Person von sich selbst als geistig-seelisch-körperliche Einheit abrücken und Abstand nehmen.

Auf die Praxis übertragen heißt das, dass jene Patienten, von denen wir sagten, dass sie auf krankhafte Weise um ihr Wohlergehen, Gesundbleiben, Anerkannt- und Geschätzt-Werden, um ihre Erfolge, ihre Sicherheit und ihren Selbstwert zittern – was sie für irrationale Ängste so anfällig macht! –, von ihren sämtlichen Wünschen, Begehrlichkeiten und Bedürftigkeiten abrücken und Abstand nehmen können. Sie können es nicht im Psychischen, wo schlechte Erfahrungen und Fehlkonditionierungen sie fest im Griff haben, aber sie können es im Geistigen, wo sich letzte Entscheidungsfreiräume auftun. *Das* ist die Ebene, in der der Franklsche Ansatz operiert. In der das paradoxe und generöse Loslassen des gefühlsmäßig verzweifelt Begehrten gelingen kann, die Preisgabe des Ichs an seine imaginierte Schutzlosigkeit, was – eben paradoxerweise

– das Ich zum Vertrauen in ein fundamentales Beschützt-Sein zurückführt. Die Hand, die *spezifisch humane* Hand des Patienten, die gleichsam den Radiergummi hält, wird von der Leinwand, an der sie sich verkrallt hat, weggeholt: „Lass dich nicht blenden vom Licht des Projektors, das den Schrecken in dein Leben wirft, sondern radiere aus, was in deiner Zeichnung auf der Folie und in deinem Weltbild falsch ist! Radiere das Zittern mit einem Lachen aus! Wage das Ironisieren deiner Panik! Bekämpfe die irrationale Angst mit einem irrationalen Wunsch!"

Hören wir dazu die Stimmen zweier kompetenter Fachleute, die aus langjähriger Erfahrung sprechen:

Ein Zitat von Michael Titze[5]

Frankls Methode der Paradoxen Intention ist für mich die genialste Entdeckung der Psychotherapie. Denn im Gegensatz zu vergleichbaren Methoden, etwa der Verhaltenstherapie, hatte Frankl ausdrücklich die geistige Kapazität des Menschen vor Augen. Er war zutiefst davon überzeugt, dass der Mensch unter allen Umständen über sich selbst hinauswachsen kann – sofern es ihm gelingt, sich von sich selbst zu distanzieren. Dazu bedarf es des Mutes zur Lächerlichkeit ... Nach Frankl kann die personale Unversehrtheit, die spezifisch geistige Kraft eines Menschen selbst in Fällen schwerster psychischer Erkrankung geborgen werden. Dieses „Humanissimum" ist unverletzlich. Es sichert die Menschenwürde, und es ist die Quelle allen Selbstwertgefühls – sofern

5 Michael Titze, „Die heilende Kraft des Lachens", Kösel, München, 1995, Seite 140

es nicht aus den Augen verloren wird! Und dies ist stets dann der Fall, wenn sich ein Mensch – „hyperreflektiv“ – auf defizitäre Aspekte seiner körperlichen und psychischen Funktionsfähigkeit zu konzentrieren beginnt.

In meiner psychotherapeutischen Praxis habe ich verstehen gelernt, was der Grund dafür ist. Es ist die beschämende Überzeugung, im Hinblick auf die unkritisch hingenommenen Idealnormen nicht gut genug zu sein. Und diese Überzeugung ist es, die zu der quälenden Furcht führt, sich vor den Augen der Welt lächerlich zu machen.

In Viktor Frankl habe ich einen großartigen Menschenfreund kennen und schätzen gelernt. Er besitzt den unerschütterlichen Glauben, dass ein Mensch, ungeachtet aller Schicksalsschläge, „trotzdem Ja zum Leben sagen“ kann. Denn die „Trotzmacht des Geistes“ vermag ihm die Kraft und die Fähigkeit zu einer sinnerfüllten Selbstentfaltung zu vermitteln. Und diese Trotzmacht ist es, die den Menschen über sich hinauswachsen lässt. So kann auch dann ein Urvertrauen zum Dasein (wieder) entstehen, wenn die Logik der äußeren Umstände nur Hoffnungslosigkeit zulassen wollte.

Ein Zitat von Wolfram Kurz[6]

Hinter der Paradoxen Intention steckt eine Lebensphilosophie, die auch für den gesunden Menschen im Sinne psychohygienischer Prophylaxe bedeutsam werden kann. Die verborgene Affinität dieser Philosophie zur Sinnproblematik gilt es herauszustellen. Sinnorientiert zu leben heißt ganz schlicht: so zu leben, dass das Leben gelingt. Leben gelingt, wenn der Mensch auf der Basis der Selbsttranszendenz anderem Leben denjenigen Spielraum verschafft, in dem es sich entfalten kann. Das ist die objektive Seite der Sinnrealisation. Die Empfindung gelingenden Lebens aber stellt sich als Freude im Sinn gewährenden Subjekt ein. Das ist die subjektive Seite. Eine fundamentale Bedingung für gelingendes und in diesem Sinne sinnorientiertes Leben aber ist die mutige Aussöhnung mit den negativen Grundbedingungen der Existenz.

Die zum Teil drastischen Anweisungen der Paradoxen Intention im Zusammenhang psychotherapeutischer Arbeit mögen den philosophischen Hintergrund verdecken. Und doch ist er entscheidend: „Ich gehe jetzt nur darauf aus, möglichst viele Infektionskrankheiten zu erwischen"; „Mein ganzes Leben soll jetzt so unordentlich wie nur möglich werden"; „Je schmutziger meine Umgebung, desto besser"; „Ich pfeife auf alles, der Teufel soll den Perfektionismus holen"; „Gestern habe ich 30 Leute umgebracht, heute erst 10, da muss ich rasch weitermachen, damit ich mein heutiges Pensum auch rechtzeitig erledige"; ... Dies sich zu sagen, werden die Patienten angewiesen, um Kontakt mit ihrer Schattenseite zu bekommen. Philosophie konkret! Von C. G. Jung weiß

6 Wolfram Kurz, „Beiträge zur wachstumsorientierten Beratung", Clinebell, München, 1983

man, dass er während der Genesung von einer fast tödlichen Herzattacke im Alter von 69 Jahren eine Reihe von Visionen hatte und unmittelbar danach eine sehr produktive Schaffensphase. Die Grundinspiration dieser Periode bringt er in folgendem Satz zum Ausdruck: „Ich könnte es formulieren als ein Ja-Sagen zum Sein – ein unbedingtes ‚Ja' zu dem, was ist, ohne subjektiven Einwände. Die Bedingungen des Daseins annehmen, so wie ich sie sehe – so wie ich sie verstehe. Und mein eigenes Wesen akzeptieren, so wie ich eben bin."

Fazit

Selbstverständlich hat es seit Frankls Entwicklung der „Paradoxen Intention" zahlreiche Neuschöpfungen an Methoden und Methödchen zur Neurosenbehandlung gegeben. Die seelischen Probleme der Menschen bleiben jedoch von Generation zu Generation dieselben, und deshalb fließt auch das Nachdenken über Lösungen von Psychotherapeutengeneration zu -generation weiter. Nur ist eines klar: Neuschöpfungen, die sich der Gruppe der irrationalen Probleme mit rationalen Behandlungsvorschlägen nähern, sind eher „Altschöpfungen", weil sie auf Ideen zurückgreifen, die bereits vor Frankl mit wenig befriedigenden Resultaten umgesetzt worden sind.

Dazu gehört z. B. die Anleitung eines Patienten, seine irrationalen Katastrophenerwartungen an der Realität zu überprüfen: „Stimmt es wirklich, dass bei der Party, falls ich hinginge, jedermann sofort sehen würde, wie scheu und gehemmt ich bin?" Oder der Vorschlag, der Patient möge die irrationalen Emotionen seines Innenlebens austesten: „Könnte ich es zumindest heute einmal aushalten, falls es tatsächlich jemandem auffiele?" Selbst der hoffnungsträchtige Versuch, die Befürchtungen des Patienten angesichts von Werten in den Hintergrund treten zu lassen: „Welche Werte verliere ich schon, falls mich jemand für scheu und gehemmt hält?", wird bei pathologisch fixierter Angst vor Stottern, Erröten, Schwitzen und entsprechend peinlichem Auffälligwerden in der Gruppe wenig fruchten, weil die Frage, die der Patient sich stellen soll, viel zu vernünftig ist. Seine Angst sitzt abseits aller Vernunft.

Was zusammenfassend bedeutet: *Irrationale Befürchtungen betreffend ist jede Rückkehr zu Behandlungsformen, die sich der Rationalität bedienen, ein Rückfall in eine Sackgasse aus der Vor-Frankl-Aera der Psychotherapie.*

Vom Leid zur Dankbarkeit

Schweres tragen, Schönes bewahren

Unzufriedenheit mit sich selbst

Wir haben von Herrn G außerdem gehört, dass ihm sein Körperbau nicht gefiel. Ungeprüft übernahm er als Kind die elterliche Kritik an seiner „Mickrigkeit". Diesbezüglich können wir ein Auge zudrücken, denn Teenager sind nun einmal mit ihrer Identitätssuche beschäftigt, und zur Frage, *wer* sie denn sein möchten, gehört auch die Frage, *mit welchem Aussehen* sie sich dem Rest der Welt präsentieren möchten. Dass Herr G als erwachsener Mann jedoch an seiner Dauerkritik festhielt, war eine seiner „Verrücktheiten", und das meine ich nicht nur im umgangssprachlichen Sinne. Er hätte genauso gut froh sein können über sämtliche Ressourcen, die ihm sein Organismus kontinuierlich zur Verfügung stellte. Er war intelligent und sprachlich gewandt. Sein Gedächtnis war in Ordnung, seine Sinnesorgane funktionierten tadellos, und sein Immunsystem zog ihn aus jeder entzündlichen oder infektiösen Krankheit wieder heraus. Kein chronisches Leiden überschattete seine Existenz, und seine Mobilität war geradezu beneidenswert.

Es ist eine der vielen Pathologien unserer Wohlstandskultur, dass immer mehr Menschen an ihrer physischen Ausprägung herummeckern, statt jede Minute ihres Erdendaseins zu genießen. Was sie „haben", genügt ihnen einfach nicht, was sie „nicht haben", ziert die Spitzen ihrer Wunschlisten, und was sie „nicht haben können" ärgert sie maßlos. Dadurch taumeln sie von einer Frustration in die nächste. Tausenderlei Kosmetika verkaufen sich blendend auf Grund der ständigen Furcht der Damen vor Gesichtsfältchen, welker Haut, schlaffen Haare oder stumpfen Fingernägeln. Unerlaubte, schädliche Dopingpräparate kursieren keineswegs nur in den Etagen der Superathleten, sondern bedienen einen riesigen Markt an Hobbysportlern und Fans des Body Buildings. Die Figur formende und korrigierende Chirurgie sahnt ihre betuchten Kunden kräftig ab. Nicht einmal vor dem eigenen Geschlecht wird Halt gemacht. Wäre man lieber eine Frau statt ein Mann oder umgekehrt? Fühlt man sich „eigenartig" oder „fremdartig" oder „überhaupt nicht irgendwie"? Freilich, solche Sorgen hat man in Katastrophenzeiten nicht, aber bedarf es wirklich einer Katastrophe, damit das schlichte Am-Leben-Sein wertgeschätzt wird?

Man muss nicht auf die großen, globalen Katastrophen warten, um sich zum Umdenken aufzuraffen. Es genügt eine persönliche Katastrophe, und sogleich bekommen die Dinge eine andere Perspektive – womit wir nunmehr von den eingebildeten Problemen zu den echten überwechseln. Eine Scheidung, eine Operation auf Leben und Tod, ein Unfall mit Lähmungsfolgen und dergleichen verändern die Optik des Lebens mit einem Schlag. Der ganze modische Firlefanz wird uninteressant. Das gegenwärtige Leid besetzt alle Aufmerksamkeitskanäle. Aber ist man darauf vorbereitet, ein Leiden zu schultern?

Leid und Sinn

Jeder steht mit seinem Leid mutterseelenallein da im ganzen Kosmos. Ist er in eine Gemeinschaft integriert, nehmen zwar seine Familienmitglieder, Freunde und Bekannten Anteil an seinem Geschick und bemühen sich redlich, es zu lindern, aber sie stecken eben nicht in seiner Haut. Sie können ein unabänderliches Leid nicht von seinen Schultern hieven. Sie versuchen ihn zu trösten, so gut sie es vermögen, und gehen dann zur eigenen Tagesordnung über. Niemand ist einsamer als ein Leidender, und dies mitten im Trubel pulsierender Geschäftigkeit rund um ihn. Das Einzige, das ihm, wenn alles Bisherige ins Rutschen kommt, noch Halt bieten kann, ist der Sinn. Die Kirchen verweisen auf einen Letztsinn, auf Gott. Wer auf Gott vertrauen, wer zu Gott flehen kann, hat eine maximale seelische Standfestigkeit, was sämtliche Studien über schwerkranke und sterbende Menschen belegen.

Die Vokabel „Sinn" kann jedoch auch näher an unsere irdische Welt herangezoomt werden. Menschen, die es nicht gewohnt sind, über profane Angelegenheiten hinauszudenken, versperren sich der herkömmlichen priesterlichen Seelsorge. Die allgemeine Frage nach Sinn im Leben bewegt hingegen jeden – früher oder später, und ganz sicher im Zustand eines bösartigen Leidens. Wie ein Aufschrei hallt es aus der Brust des Leidenden: „Ist mein Leben (unter diesen Umständen) überhaupt noch lebenswert?" *Ja oder nein*, das ist die Gretchenfrage, von der alles Weitere abhängt. Kann ein Ja errungen werden, wird gekämpft wo möglich, wird geduldet wo nötig, wird gestemmt wider die Schwäche, wird gehofft wider die Resignation, wird aus unvermuteten seelischen Reserven geschöpft. Souveränität und Resilienz breiten ihre schützenden Flügel über dem Unglück aus. Wird mit Nein geantwortet, gibt der Leidende sich auf, und weder Therapeuten noch nahestehende Personen können den seelischen Verfall des Betreffenden mehr aufhalten.

Womit wir am Zenit aller Fragen angelangt sind: Was macht denn ein Leben lebenswert? Was verleiht ihm Sinn? „Das liebende Dasein für etwas oder jemanden", würde Frankl erwidern. „Die selbstgesetzte zu erfüllende Aufgabe", würde er dozieren. Und wenn der uns gewährte Aktionsradius schrumpft? „Die würdige Einstellung zu unseren Begrenzungen", würde er entgegnen, „und die Dankbarkeit für das uns einst Gewährte".

Was heißt das konkret? Hier ein Fallbeispiel, bei dem ich bibliotherapeutisch[7] gearbeitet habe.

Die Legende vom Bambus

Von der Schriftstellerin George Dell Britt ist folgende Legende überliefert:

Es war einmal ein wunderschöner Garten, der lag im Westen des Landes, mitten in einem großen Königreich. Dort pflegte der Herr des Gartens in der Hitze des Tages spazieren zu gehen. Ein edler Bambusbaum war ihm der schönste und liebste von allen Bäumen, Pflanzen und Gewächsen im Garten. Jahr für Jahr wuchs dieser Bambus und wurde immer anmutiger. Er wusste wohl, dass der Herr ihn liebte und seine Freude an ihm hatte.

7 Die Bibliotherapie ist ein Verfahren, bei dem fruchtbare Einsichten mit Hilfe von passenden Texten (Gedichten, Kurzgeschichten, Fabeln etc.) vermittelt werden.

Eines Tages näherte sich der Herr nachdenklich seinem geliebten Bambus, und in einem Gefühl großer Verehrung neigte sich der Bambus zur Erde. Der Herr sprach zu ihm: „Lieber Bambus, ich brauche dich." Es schien, als sei der Tag aller Tage gekommen, der Tag, für den der Bambus geschaffen worden war. Der Bambus antwortete leise: „Herr, ich bin bereit. Gebrauche mich, wie du willst."

In der Legende erklärt der Herr dem Bambus, dass er ihm, wenn er ihn gebrauchen will, die schönen Äste und Blätter abschneiden muss, dass er ihn umschlagen und sogar seinen kräftigen Stamm teilen muss. Der Bambus ist völlig entsetzt und kann gar nicht fassen, was ihm da zugemutet werden soll. Die Sonne verdunkelt ihr Angesicht, und der ganze Garten zittert vor Mitgefühl mit ihm. Nach langem Schwanken gibt der Bambus widerstrebend dem Wunsche des Herrn nach. Die Legende endet mit den Worten:

So beschnitt der Herr des Gartens den Bambus, hieb seine Äste ab, streifte seine Blätter ab, teilte ihn in zwei Teile, drang bis ins Mark. Dann trug er ihn dahin, wo schon aus einer Quelle frisches, sprudelndes Wasser sprang; mitten in die trockenen Felder. Dort legte der Herr vorsichtig seinen geliebten Bambus auf den Boden. Das eine Ende des abgeschlagenen Stamms verband er mit der Quelle, das andere führte er zu der Wasserrinne im Feld. Die Quelle sang ein Willkommen, und das klare, glitzernde Wasser schoss freudig durch den zerschlagenen Körper des Bambus in den Kanal und floss auf die dürren Felder, die dringend darauf gewartet hatten. Dann wurde der Reis gepflanzt, und die Tage vergingen, die Saat ging auf, wuchs, und die Erntezeit kam.

So wurde der einst so herrliche Bambus zum großen Segen. Als er noch groß und schön war, wuchs er nur für sich selbst und freute sich an der eigenen Schönheit, aber als er sich hingegeben hatte, wurde er zum Kanal, den der Herr gebrauchte, um sein Land fruchtbar zu machen.

Die krebskranke Frau

Diese Legende von Bambus habe ich einer knapp 30jährigen Frau in die Hand gedrückt, bei der nach zwei Brustamputationen neue Krebs-Metastasen in der Lunge entdeckt worden waren. Die Chemotherapie mit ihren üblen Begleiterscheinungen quälte sie fürchterlich. Als sie wieder zu mir kam, sagte sie, auf das Textblatt zeigend: „Wenn ich wüsste, dass auch ich irgendetwas Sinnvolles tun kann wie jener Bambus, dann würde ich mein Schicksal besser akzeptieren können."

Genau zu dieser Erkenntnis hatte ich sie führen wollen. Ich diskutierte mit ihr, ob man Sinn auch unter den schlechtesten Bedingungen noch erfüllen kann, ob es dafür Modelle und Vorbilder gibt, und wie sich solche Sinnrealisationsideen aufspüren lassen ohne „von oben" diktiert zu werden wie in der Legende. Es dauerte nicht lange, bis sich eine sinnvolle Aufgabe für dieses junge, geplagte Menschenkind fand. Sie nahm Kontakt zu ihrem Ex-Ehemann auf, von dem sie sich vor Jahren wegen seiner Drogensucht getrennt hatte. Als er erfuhr, in welch erbärmlicher körperlicher Verfassung sie war, entschloss er sich freiwillig zu einer Entziehungskur. Das Krankheitselend, das er durch sie anschaulich miterlebte, wühlte ihn wahrscheinlich auf. Vielleicht wollte er ihr auch einen Liebesdienst erweisen. Auf jeden Fall kamen sich die beiden wieder näher und stützten einander – *sie* ihn beim Entzug, *er* sie bei der Chemotherapie. Auf diese Weise hat der Bambus aus der Legende von George Dell Britt zumindest hinsichtlich *zweier* Personen tatsächlich als „Kanal" gewirkt, um geborstene Stückchen Menschsein wieder fruchtbar werden zu lassen.

… trotzdem dankbar sein?

Es klingt wie Hohn, die Begriffe „Leid" und „Dankbarkeit" gemeinsam in den Mund zu nehmen. Haben Leute wie diese krebskranke Frau Grund zur Dankbarkeit? Haben sie nicht viel mehr einen profunden Grund zum Hadern und Protestieren, zu Wutausbrüchen und Wehklagen?

Wider alle Erwartung sprechen zwei Aspekte für eine Favorisierung der Dankesvariante, nämlich ein *philosophischer* und ein *psychologischer*.

Der *philosophische* Aspekt besagt, dass kein Anrecht auf irgendetwas besteht. Wenn jemand 30 Jahre Lebenszeit geschenkt bekommen hat, ist das ein beachtliches Geschenk. Wenn sich jemand in einem Jahrhundert und in einem Land befindet, in dem medizinische Maßnahmen sein Leben noch um eine Spur verlängern können, ist das eine positive Draufgabe. Wenn jemand darüber hinaus finanziell abgesichert ist und minimalluxuriöse Annehmlichkeiten in seiner Behausung besitzt, ist das bequemer als wenn er obdachlos wäre oder in schmutzigen Slums unterkriechen müsste. Bei unserer Zeugung werden keinerlei Garantien für Weiterentwicklung und

Wohlentwicklung mitgeliefert. Von einer Sekunde auf die nächste kann unser Lebensfaden reißen. Auch mit viel Fleiß und Anständigkeit können wir den Himmel nicht bestechen, der seine eigenen undurchsichtigen Pläne mit uns hat. Zünftig philosophisch betrachtet, haben wir einen unaufhörlichen Grund zur Dankbarkeit, solange wir existieren.

Der *psychologische* Aspekt besagt, dass der wütende Protest Wunden verschärft, wohingegen die Dankbarkeit Wunden schließt. Da ich in diesem Sektor bewandert bin, möchte ich diesen Aspekt vertiefen. Zumal ich nicht nur fachlich, sondern auch privat „bewandert" bin. Als mein Mann, mit dem ich 44 Jahre lang eine überaus glückliche Ehe geführt habe, vor mehr als fünf Jahren starb, packte mich die Trauer und wollte mich in eine reaktive Depression hineinschleudern. Da berührte mich die Dankbarkeit wie mit einem Zauberstab, und ich hatte wieder festen Boden unter den Füssen. Seither begleiten mich beide „Gesellen", und es geht mir in ihrer Begleitung gut. Wann immer die Trauer mir ins linke Ohr flüstert, ich habe etwas unbeschreiblich Kostbares in meinem Leben *verloren*, flüstert mir die Dankbarkeit sogleich ins rechte Ohr, ich habe etwas unbeschreiblich Kostbares *gehabt!* 44 Jahre lang gehabt! Wäre es nicht unverschämt, mehr zu verlangen? Wie viele Ehen halten so lange wie meine? Wie viele Ehen verlaufen so beglückend wie meine? Habe ich in meinem Beruf nicht genügend Scherbenhaufen einstiger Partnerschaften gesehen? So viel Gnade hat über meinem Leben gewaltet, und ich weine? Okay, ich darf ja weinen, aber ich darf auch jubeln. Es geht mir gut …

Frankls Pionierleistung

Dass Dankbarkeit eine Tugend ist, wusste man schon in der Antike. Umso erstaunlicher dünkt es, dass die Psychotherapie seit ihren wissenschaftlichen Anfängen fast 100 Jahre gebraucht hat, um die Heilkraft der Dankbarkeit in ihre Konzepte mit einzubeziehen. Das liegt daran, dass sich die Wissenschaftler viel zu lange mit Überlegungen aufgehalten haben, welche Ursachen seelische Störungen haben können, und erst durch die multiplen Erkenntnisse Frankls auf die Überlegung aufmerksam wurden, welche Gründe und Sinnmotive es zur Überwindung von seelischen Störungen gibt. Frankl sprach als erster davon, dass die Verzweiflung über verlorene Werte durch die Dankbarkeit für jene *immerhin erlebten* Wertbezüge kompensiert werden kann.

Mittlerweile haben weltweite Statistiken bewiesen, dass Menschen unter ähnlich dramatischen Umständen höchst unterschiedlich reagieren. Manche zerbrechen schier daran, während andere an innerer Größe und Reife noch zulegen. Bei der Fahndung danach, welche Kriterien für die eine oder andere Reaktion ausschlaggebend sein mögen, stieß man erneut auf die Heilkraft der Dankbarkeit und bezeichnet sie mittlerweile als eine „tragende Säule der Resilienz“.

Frankl hat seine Thesen nicht bequem am Schreibtisch sitzend erfunden. In einem berühmten Zeugnisbericht schilderte er die infernalischen Monate seines Lebens, die er in mehreren Konzentrationslagern des 2. Weltkriegs verbringen hat müssen. Als er 1945 von texanischen Soldaten befreit wurde, war er nur noch ein geschundenes Häufchen Elend. Als Fachexperte wusste er genau, welche Gefahr ihm jetzt drohte: Eine chronische Traumatisierung inklusive wiederkehrenden Schock- und Panikzuständen, verzehrendem Hass und Abscheu im Herzen, Verbitterung in der Seele und endlosem Schmerz über den Tod fast all seiner Familieangehörigen. Was also tat er, um dem zu entgehen? Lesen wir bei ihm nach:

„Dann gehst du eines Tages … übers freie Feld, kilometerweit durch blühende Fluren … nichts ist um dich als die weite Erde und der Himmel … da bleibst du stehen, blickst um dich und blickst empor – und dann sinkst du in die Knie. Du weißt in diesem Augenblick nicht viel von dir und nicht viel von der Welt, du hörst in dir nur einen Satz … ‚Aus der Enge rief ich den Herrn, und er antwortete mir im freien Raum.' – Wie lange du dort gekniet hast, wie oft du diesen Satz wiederholt hast –, die Erinnerung weiß es nicht mehr zu sagen … Aber an diesem Tage, zu jener Stunde begann dein neues Leben – das weißt du. Und Schritt für Schritt, nicht anders, trittst du ein in dieses neue Leben, wirst du wieder Mensch."[8]

Frankl hat sich mit einem *inbrünstigen Dankgebet* selbst gerettet. Die Heilkraft des Betens hat er noch um die Heilkraft der Dankbarkeit potenziert. Auf diese Weise ist es ihm gelungen, posttraumatischen Auswirkungen zu entrinnen, jeglichen Hass und Abscheu gegen seine Peiniger abzustreifen, eine neue Familie zu gründen und eine erfüllende Karriere als Arzt und Universitätsprofessor zu starten.

8 Viktor E. Frankl, „… trotzdem Ja zum Leben sagen", dtv, München, 18. Auflage 1999, Seite 143

Den meisten von uns bleiben (hoffentlich!) solche extremen Dramen erspart, doch macht bekanntlich das Leid vor keinem Lebewesen Halt. Und Leid bedeutet immer irgendeine „Einengung". Plötzlich ist alles andere wie weggewischt, und nur der aktuelle Kummer steht im Zentrum unseres Fühlens und Denkens. Eine schwere Last drückt uns die Brust ab, und unsere Handlungsmöglichkeiten erscheinen uns winzig. Da kann das biblische Bild vom „freien Raum", aus dem uns Antworten entgegenwehen, durchaus krampflösend sein – wenn unsere geistigen Antennen auf Empfang ausgerichtet sind, und die Dankbarkeit ein Wörtchen mitredet. Denn Dankbarkeit führt aus Verengungen heraus in eine erweiterte Schau der Dinge.

Die Heilkraft der Dankbarkeit

Ein älterer Mann stöhnt: „Wegen der Firmenpleite habe ich meinen Arbeitsplatz verloren! Jetzt schrumpfen meine materiellen Reserven, mein Ansehen, mein Selbstwertgefühl ... Ich verkrieche mich daheim wie ein getroffenes Tier. Mich freut nichts mehr! Am liebsten würde ich morgens gar mehr nicht aufstehen!" „Du hast deine Arbeit etliche Jahre lang ausüben dürfen", flüstert ihm die Dankbarkeit zu und dreht an seinen Antennen. „Das hast du gerne gemacht und vieles dabei gelernt. Du hast ein Dach über dem Kopf, du befindest dich in einem Land mit sozialen Absicherungen, und dein Wert und deine Personenwürde sind dir bedingungslos verbürgt. Du bist bei Verstand und hast jetzt eine Menge unverplanter Stunden, die du nach Gutdünken gestalten kannst. Sei froh über all diese Gaben und verwende sie klug!"

Eine Mutter klagt: „Die Sorgen mit meiner Tochter sind Dauerbrenner. Ihre schulischen Leistungen werden trotz teurer Nachhilfestunden nicht besser. Sie ist störrisch wie ein Esel, hängt sich an die falschen Freunde, verbummelt die Nachmittage, surft die halbe Nacht am Computer, und schmeißt ihr Taschengeld für Krimkram hinaus. Warum bin ich mit so einem Mädel geschlagen?" „Vorsicht!" mahnt die Dankbarkeit. „Deine Tochter ist gesund. Sie liegt nicht mit Krebsgeschwüren auf der Kinderstation einer Klinik. Sie ist keine Einzelgängerin oder Außenseiterin, sondern fröhlich und munter, hat Kontakte mit Gleichaltrigen, kennt sich in der digitalen Welt aus und wird allmählich flügge. Gestatte ihr, ihren eigenen Weg zu suchen, und traue ihr zu, ihn zu finden."

Ein Student braust mit seinem Motorrad los. „Ha", denkt er sich, „endlich Ferienzeit! Ich hab' bis zum Umfallen gebüffelt und will die blöde Uni erstmal vergessen. Campen, Segeln Tauchen und ein paar kesse Urlaubsbekanntschaften, das sind meine Träume …" „Träumen darfst du", wispert die Dankbarkeit, „aber versündigen darfst du dich nicht. Bremse deine Geschwindigkeit und deinen Übermut! Dein Körper ist ein kostbares Gut, das du nicht riskieren darfst. Das gilt auch für die übrigen Verkehrsteilnehmer. Die Tatsache, dass du ein Studium absolvieren kannst, ist ein riesiges Privileg in unserer von Armut geknechteten Welt. Dass dir überdies Reise-Aktivitäten offen stehen, hebt dich in die Riege der Glückspilze. Gehe verantwortlich mit deinem Reichtum um, und denk an jene, die schlechter dran sind als du!"

Die Beispiele veranschaulichen, was die Dankbarkeit alles kann. Weil sie die Wertschätzung erhöht, macht sie *zufrieden, achtsam, bescheiden*. Sie kappt die Gier nach mehr und mehr, weil sie vor Augen hält, was uns an Gnade gewährt ist, und was es zu schützen gilt. Überdies macht die Dankbarkeit *barmherzig.* Die Eltern haben da und dort versagt? Schon richtig, aber sie haben viel Plage und Sorgfalt investiert, um uns großzuziehen … dafür danke! Ein Freund hat uns verlassen? Bitter, gewiss, und doch war es eine prima Zeit mit ihm zusammen. Eine Phase, die wir nicht missen möchten … dafür danke! Der Kollege hat uns beim Chef angeschwärzt? Sehr ärgerlich, dennoch eine Gelegenheit, um Klarheit zu schaffen. Eine offene, wohlwollende Aussprache kann die Basis für eine künftige gute Zusammenarbeit legen … dafür danke! Man sieht: *Die Dankbarkeit hilft uns in ein weiseres und ausgeglicheneres Ich hinein.*

Ad memoriam: Wir müssen nicht warten, bis etwas Wertvolles verschwunden ist, um das Bewusstsein aufzupolieren, dass es wertvoll war. Das ist einer so fortschrittlichen Spezies wie unserem Geschlecht nicht angemessen. Man kann sich sozusagen an Schmetterlingen erfreuen *bevor* sie am Aussterben sind, und das gilt für alles und jedes in uns und rings um uns. Freilich wird man um Angehörige weinen, wenn man sie begraben muss. Aber ist es nicht gerade *deswegen* wichtig, mit ihnen in Liebe und Respekt auszukommen, solange sie noch unter uns weilen? Auch wird man jammern, wenn die Gesundheit unwiederbringlich ruiniert ist. Aber hat man sie auch Tag für Tag begrüßt, als alle Organe noch einwandfrei arbeiteten? War man z. B. *vor* einer Erblindung selig über das Augenlicht, und ähnliches? Lernen wir die Lektion beizeiten, dass *nichts, rein gar nichts selbstverständlich ist*! Sonst könnte es rasch ein unsanftes Aufwachen geben. Sämtliche irdischen Güter sind uns nur geliehen, sind Leihgaben mit Ablaufdatum, um in Dankbarkeit empfangen – und in Dankbarkeit wieder zurückgegeben zu werden.

Das Tagebuch der schönen Stunden

Vor Jahren habe ich einmal einen Workshop für Personen in schwierigen Lebenslagen geleitet. Unter anderem bekamen sie die Aufgabe, ein „Tagebuch der schönen Stunden" zu führen. Sie sollten sich zwei Wochen lang notieren, was sie als positiv wahrnahmen, sei es für sie selbst, sei es in ihrer Mit- und Umwelt. Als die Gruppenteilnehmerinnen und Teilnehmer nach diesen zwei Wochen bei mir eintrafen, waren sie zutiefst überrascht und beeindruckt. Nie hätten sie vermutet, sagten sie, dass sich so viele Eintragungen in ihren Notizbüchern finden würden. Sie lasen aus ihren „Tagebüchern" vor und stellten unisono fest, dass sie fast alles, was darin stand, bereits total vergessen hätten, stünde es nicht schwarz auf weiß da. Es wäre aus ihrer Erinnerung gelöscht gewesen.

Merken wir uns: Negatives prägt sich markanter ein als Positives. Eine blutige Blase an der Ferse registrieren wir – die blasenfreie Ferse nicht. Das hat seine biologische Bewandtnis, denn die Blase soll ja behandelt werden; und um eine intakte Ferse braucht man sich nicht zu kümmern. Aber seelisch bedeutsam ist *das Umgekehrte*! Die Seele atmet auf, wenn man unbehindert durch Fuß- und sonstige Probleme durch die Wälder joggen kann. Allerdings nur dann und ausschließlich dann, wenn man versteht und innerlich festhält, dass es herrlich ist, sich bewegen zu können, herrlich ist, Wälder in seiner Umgebung zu haben, und dass es überhaupt herrlich ist, (noch) über die Erde spazieren zu dürfen.

Deswegen mein Rat:

„Führen Sie zumindest in Ihrer Fantasie ein ‚Tagebuch der schönen Stunden'! Zweifellos werden wieder düstere und tragische Stunden an Sie heranbranden, denen Sie nicht ausweichen können, und die man auch nicht ‚rosa überpinseln' darf. Aber die eingeholte Ernte aus Ihrem besonderen Tagebuch wird über diese düsteren und tragischen Stunden hinwegleuchten und Ihnen Ihren Lebensschwung zurückgewinnen. Und: Knien Sie gelegentlich, wie Frankl es einst tat, an einem einsamen Ort nieder, rufen Sie aus der Enge Ihrer kleinen oder großen Sorgen, die Sie bedrücken, nach oben – und lauschen Sie der ‚Antwort aus dem freien Raum'!"

Vom Hader zur Versöhnung

Grenzerfahrungen überstehen

Was ist Souveränität?

Souveränität ist gleichsam die Vorstufe zur Resilienz im relativ unbeeinträchtigten Leben. Tage, Monate und Jahre fließen dahin, ohne dass wir brutal aus unserer Bahn geworfen werden. Die Berg- und Talfahrten auf unseres Lebens Achterbahnen verlaufen normalerweise milde, ohne dass es uns den Magen umdreht, und uns die Panik im Genick hockt. Dass allein schon Normalität das reinste Glück ist, wird kaum jemandem dabei bewusst. Man beschwert sich über das Wetter, die Politiker, das Arbeitspensum, die gestiegenen Preise oder die lieben Mitmenschen. Übermorgen sind diese Wehwehchen wieder vorbei und werden von anderen abgewechselt. Nach regelmäßigen Stundenplänen dümpelt unsere Existenz dahin, von gelegentlichen Feiertagen und Feierlichkeiten aufgelockert, und an jedem Geburtstag seufzen wir ein bisschen über unser gestiegenes Alter. Dass auch Altwerden die reinste Gnade ist (denn das Gegenteil heißt „jung sterben"), steht nicht auf den Gratulationsbillets, die wir empfangen.

Souveränität bedeutet „Überlegenheit", und es ist nicht zu leugnen, dass ihr Hauptkennzeichen das zwanglose aber dennoch achtsame *Überlegen* ist. Manche Personen halten nämlich in ihren Routinen gelegentlich inne, *um zu überlegen.* Um zwischendurch nachzudenken und den eigenen Kurs zu überprüfen. Auch halten sie kurz inne, wenn sie spüren, dass sich ein affektiver Sturm in ihnen zusammenbrauen könnte. Sie ziehen sich in die Stille zurück und warten, bis sich das Gedümpel beruhigt hat und sie zu einer klareren Übersicht gelangt sind. Auf diese Weise können sie Prioritäten orten, Banalitäten aussortieren, überschwappende Gefühle zügeln und falls nötig eine Kurskorrektur vollziehen. Sie sind Herr bzw. Frau ihrer Lage und nicht Untertan sie umherwirbelnder Kräfte und sich aufschaukelnder Mechanismen. *Souveränität bedeutet innere Freiheit bei äußerer Gebundenheit.* Sie ist die reaktive Feinabstimmung auf variierende Umstände, wie sie nun einmal sind, wie sie aber auch mitgesteuert werden können, fahrlässig oder umsichtig, je nachdem. Der Souveräne ist der umsichtige Steuermann, der über seinem Schiffchen wacht und es nicht an die anbrandenden Wellen ausliefert.

Souveränität bedeutet keinesfalls, *anderen Leuten* überlegen zu sein oder ihnen gar die eigene Überlegenheit auf irgendeinem Spezialgebiet unter die Nase zu reiben. Hochnäsigkeit ist kindisch und meistens Deckmantel versteckter Unsicherheit. Souveräne Personen haben keine Deckmäntel nötig. Sie stehen fest und selbsttreu im Leben und können es gut wegstecken, wenn andere Leute Dummheiten verzapfen, sie kritisieren, ihnen mancherlei neiden oder schlichtweg höhere gesellschaftliche Ränge bekleiden als sie. Das ganze Konkurrenzgetümmel prallt an ihnen ab ohne sie zu beeindrucken, weil sie nicht mit anderen Menschen um die Wette strampeln, sondern mit ihren eigenen Schwerkräften und Trägkräften, die sie am geistigen Höhenflug hindern wollen. *Souveränität ist Überlegenheit über die Niederungen in sich selbst.* Sie erlaubt, dichterisch ausgedrückt, „über dem zu schweben, an dem wir kleben“ (Dehmel).

Werden wir eines Tages plötzlich aus den gewohnten Achterbahnen unseres Lebens herausgeschleudert, dann ist eine längst eingeübte Souveränität ein massiver Vorsprung auf dem steinigen Weg zur Eroberung von Resilienz.

Schockierende Grenzerfahrungen

Resilienz ist uns nicht einfach in die Wiege gelegt. Sie ist eine Tapferkeitsmedaille, die mühselig erworben werden muss. Das Trainingscamp für ihren Erwerb sind jene Leidenszustände, die uns überkommen, ohne dass wir sie abwenden oder verhindern können. Manche Katastrophen treten nicht nur unvermutet, sondern auch so schockartig ein, dass wir mit unserem Verstand buchstäblich am Ende sind. Kein falscher Lebensstil ist ihnen vorausgeeilt, keine böse Tat hat sie heraufbeschworen und oftmals hat nicht die leiseste Warnung sie angekündigt. Ein Gemüsebauer legt sich eines Abends wie an Hunderten anderen Abenden zu Bett und wird in der Nacht von Hagelschlägen und Sturmfluten aufgeweckt, die seine gesamte Ernte vernichten. Eine junge Frau fährt mit dem Auto vergnügt zum Hallenbad, wird an einer Kreuzung von einem betrunkenen Motorradfahrer gerammt und im Wrack ihres Autos eingequetscht. Zwei Wirbel ihres Rückgrats brechen, und ab sofort ist sie an den Rollstuhl gefesselt. Ein fröhliches Kind steckt eines sonnigen Vormittags eine Weintraube in den Mund und erstickt daran. In solchen Fällen stößt man an die Grenzen des Begreifens. Wie sich der Ursprung des riesigen Weltalls oder auch nur der fantastische Aufbau eines einzigen Atoms unserem Verstand entzieht, so bleiben blindwütige

Schicksalsschläge, Leid und Tod für uns eine Grenze, an der die Logik zerschellt – man fasst sie nicht.

Angesichts solcher Grenzerfahrungen kommen auch die Wissenschaften inklusive der Seelenheilkunde an ihre Grenzen, wovon die professionellen Krisenmanager, Katastrophenhelfer und Seelsorger, die sich nach Flugzeugabstürzen, Erdbeben, Grubenunglücken usw. bei den Überlebenden und bei den Angehörigen der Toten einfinden, ein Lied zu singen wissen. Viel mehr als stumm Zuhören und Weinen- und Wehgeschrei-Aushalten haben sie nicht im Gepäck. Noch dazu haben sie insofern schlechte Karten, als sie selbst von der jeweiligen Tragödie nicht betroffen sind – wie wollen sie da mitreden? Da haben es die Betroffenen noch leichter, einander zu trösten, denn sie sind „Wissende", die „wissen", wie sich das gegenwärtige Leid anfühlt, und daher eine Art „Legitimation" besitzen, etwas dazu zu sagen.

Dennoch suchen Jahr für Jahr zahlreiche ratsuchende Menschen psychologische und ärztliche Praxen auf, weil sie mit unabänderlichen Gegebenheiten und Einschnitten in ihrem Leben nicht zurande kommen und auf Bewältigungshilfe hoffen. Auch stimmt es nicht ganz, dass die Fachleute, auf die sie in den Praxen treffen, durchwegs „Nicht-Wissende" sind. Wobei ich hier nicht dasjenige Wissen meine, das wir Therapeuten uns in einem Studium angeeignet haben. Gemeint ist, dass eben *auch wir* unsere eigenen Leid- und Grenzerfahrungen gemacht haben, und *auch wir* schon das eine oder andere Mal fassungslos und ohne zu Begreifen vor den Ruinen unserer Träume gestanden sind, und von daher genug Einfühlungsvermögen haben sollten, um zu ahnen, von welchem Seelenschmerz ein Ratsuchender, der bei uns auftaucht, geschüttelt wird. Allerdings ist im Prinzip nicht unser Mitleid gefragt. Aufgabe einer psychologischen Fachkraft ist es vielmehr, den Ratsuchenden behutsam aus etwaigem Selbstmitleid herauszuholen und ihm neue und positive Einstellungen trotz seines Kummers aufzuzeigen, was jedoch nur in einem zarten emotionalen Mitschwingen mit dem Leidbetroffenen gelingt.

Ein potentielles Minenfeld

Ich habe zum Beispiel erlebt, dass verzweifelte Eltern in einer von mir geleiteten Familienberatungsstelle angerufen haben, weil ihre volljährige Tochter in kriminelle Kreise abgerutscht ist. Die Tochter hegte keinen Wunsch, sich zu ändern. Die Eltern hatten keinen Einfluss mehr auf ihre Tochter. Genaugenommen kann man bei einer solchen Konstellation kaum helfen. Trotzdem lud ich die Eltern zum Gespräch ein. Es gelang mir, sie im Ertragen ihrer (berechtigten) Sorge zu stützen, indem ich ihnen auseinandersetzte, dass die Krise ihrer Tochter auch eine Chance bedeuten könne, langfristig einen Nachreifungsprozess bei ihr in Gang zu bringen. Und dass wiederum sie, die Eltern, jetzt die Chance hätten, ihrem Kind zu beweisen, dass sie es bedingungslos lieben, obwohl sie selbstverständlich kriminelles Verhalten ablehnen. Die Eltern atmeten tief durch und gingen mit schwerem Herzen aber neuen Denkmodellen nach Hause.

Zum Glück ist mir selbst ein „Kind auf Abwegen" erspart worden. Dennoch gab es auch in meinem Leben eine Zeit, in der ich für eine mir nahestehende Person nichts anderes tun konnte, als hoffen und bangen und unbeirrt „in der Liebe zu bleiben“. Ich „wusste“ also, wovon ich redete, als jenes Elternpaar bei mir saß …

Das Leid verbrüdert und „verschwestert“ uns Menschen. Es wischt die Unterschiede zwischen Ratgebenden und Ratsuchenden hinweg, ebenso die Unterschiede zwischen Profis und Nicht-Profis. Es bringt nacktes Menschsein sozusagen auf den Punkt: Wir wandeln ständig durch ein potentielles Minenfeld, riechen den Duft der Gräser und Blumen, vernehmen das Zwitschern der Vögel und sehen den weißen Wölkchen in gleißendem Lichte nach. Allzu leicht vergessen wir den trügerischen Boden unter unseren Füssen, bis abrupt mit einem Schritt – alles anders ist.

Fragen wir, was die Logotherapie, deren Begründer in Bezug auf erfahrenes Leid ein ausgesprochen „Viel-Wissender“ war, den „minengeschädigten“ Personen unter uns an Bewältigungshilfen anzubieten hat. Vor allem dies: Wenn man an einer Sachlage absolut nichts mehr ändern kann, kann man zumindest *die innere Einstellung* zu dieser Sachlage ändern. Es erweist sich immer wieder, so frappierend es auch ist, dass von den inneren Einstellungen, die Menschen entwickeln, mehr für deren Wohlergehen abhängt, als von der Qualität der Sachlagen, mit denen sie konfrontiert sind. Es gibt begnadete Einstellungen und souveräne Haltungen, die ein zu tragendes Leid in eine menschliche Leistung höchsten Ranges transformieren, den Betroffenen Kraft und Auftrieb schenken und die Bewunderung der Mitwelt hervorrufen. Sie mögen einem optimistischen Naturell entspringen, einer religiösen Überzeugung, einem grandiosen Vorbild oder einer intuitiven Herzensweisheit, aber der gemeinsame Nenner solch begnadeter

Einstellungen zu unabänderlichem Unglück ist stets die Einbettung jenes Unglücks in einen Sinnzusammenhang.

Nehmen wir an, eine Mutter springt in ein brennendes Zimmer, um ihr Baby aus den Flammen zu retten. Wird sie danach eine Träne über ihre ätzenden Brandwunden vergießen? Vielleicht, aber die Tränen der Freude darüber, dass ihr Baby am Leben geblieben ist, werden ihre Schmerztränen hinwegschwemmen und Platz für Jubel und Dankbarkeit schaffen. Dieselbe Frau würde hingegen gehörig mit ihrem Schicksal hadern, hätte sie sich Brandwunden wegen einer Lappalie zugezogen.

Resilienz ist keine „Energiemenge", die in der Seele schlummert und bei Bedarf hervorquillt. Sie ist eher der Nebeneffekt von Wertrealisationen in und trotz Tragödien. Wobei es sogar noch möglich ist, sich *verlorenen* Werten zuliebe aufzurichten, was uns Trauernde vorleben, die behaupten, es wäre ihren toten Lieben nicht recht gewesen, wenn sie, die Hinterbliebenen, an ihrer Trauer zerbrächen.

Die Franklsche Wertetriade

Die wahren Helden des Lebens sind nicht die „Sieger", die überschwänglich feiern, sondern oft die „Besiegten", die sich im Elend noch ein Wort der Zuversicht abringen. Kranke, die sich mit ihren eigenen Einschränkungen und Handikaps auf eine positive und wenn möglich sogar humorvolle Art aussöhnen, beweisen uns, wessen der menschliche Geist fähig ist.

In der Logotherapie wird die heroische Akzeptanz unausweichlichen Schicksals so sehr gewürdigt, dass ihr in der

Werteskala der höchste Platz, der „Primat", zugeordnet wird. Die dazugehörige Theorie besagt, dass es drei verschiedene Wege der Wertverwirklichung im Leben gibt, nämlich die Verwirklichung von „Schöpferischen Werten", „Erlebniswerten" und „Einstellungswerten".

Schöpferische Werte stecken in jeder aktiven Initiative, in der manuellen wie geistigen Betätigung, in der Kreativität von Ideen, Werken und Verfertigungen aller Art.

Erlebniswerte beziehen sich auf das sensitive Mitfühlen in einer berührenden Situation und auf deren Interpretation. Nicht nur die kontemplative Anschauung ist gemeint, die meditative Aufnahme von Natur, Schönheit, Musik … auch die Verschmelzung mit einem Du in Liebe und Hingabe oder das Erspüren des Ewigen in den Tiefen des Gebets gehören dazu.

Einstellungswerte bilden die dritte Wertekategorie der Triade. Sie sind reserviert für unbehebbare Leidenszustände, für unverschuldete Notfälle, für Unfälle und eben für Grenzerfahrungen. Wie nimmt jemand ein widerwärtiges Schicksal hin? Wütend oder gelassen, tapfer oder jammernd, vorbildlich oder abschreckend? *Darin*, in diesem *Wie* liegt die sinnträchtige Chance des leidenden Menschen verborgen; in der Weise, *wie* er sein Kreuz trägt, verwirklicht er Wertvolles (oder auch nicht). Lassen wir Frankl selbst zu Wort kommen:

… so hätten sich drei Möglichkeiten ergeben, dem Dasein Sinn zu geben: indem man schöpferische Werte verwirklicht – indem man Erlebniswerte verwirklicht – und indem man Einstellungswerte verwirklicht … Bei alledem ist klar, dass der Möglichkeit, durch eine rechte Handlung das Schicksal in die Hand zu nehmen (=

schöpferische Werte), der Vorrang gebührt gegenüber der Notwendigkeit, in der rechten Haltung ein Leid auf sich zu nehmen (= Einstellungswerte). Kurz: wenn auch die Sinnmöglichkeit, die das Leiden birgt, dem Wertrang nach überlegen ist der Sinnmöglichkeit des Schaffens, also wenn auch noch so sehr dem Leidenssinn der Primat zukommt – dem Schaffenssinn eignet die Priorität; denn nicht schicksalhaft notwendiges, sondern unnötiges Leiden auf sich nehmen wäre keine Leistung, vielmehr Mutwille.[9]

Frankls Wortspiel vom Primat der Einstellungswerte und der Priorität der schöpferischen Werte steht in Übereinstimmung mit sämtlichen Weisheitslehren, die uns nahe legen, mutig zu ändern, was schlecht und änderbar ist, und mutig zu akzeptieren, was schlecht und unveränderbar ist. Da letzteres das Allerschwierigste ist, das ein Mensch sich selbst abverlangen kann, gebührt ihm unter den Wertrealisationen der „Primat".

Ein tragischer Unfall

Die folgende Geschichte einer logotherapeutischen Krisenintervention wurde mir von Robert C. Barnes berichtet. Professor Barnes war damals der Leiter des „Department of Counseling and Human Development" der „Hardin-Simmons University" in Texas und zählt zu den bedeutendsten Logotherapie-Experten Amerikas. In der Nähe seines Wohnortes hatte sich ein tragischer Unfall zugetragen, und das kam so:

9 Viktor E. Frankl, „Logotherapie und Existenzanalyse", Piper, München, 1987, Seite 134

Zwei Familien wohnten in Nachbarhäusern nebeneinander; die beiden Mütter waren miteinander befreundet. Eines Morgens fuhr eine der beiden Mütter mit ihrem Auto vor der Haustüre der anderen vor, ließ den Motor laufen, sprang aus dem Wagen, ließ die Wagentüre offen, weil sie sofort zu einem entfernt gelegenen Supermarkt weiterzufahren gedachte, und lief zum Nachbarhaus. Dabei rief sie ihrer Freundin fragend zu, ob sie ihr etwas mitbesorgen solle. Die andere Mutter erwiderte erfreut, dass sie dieses Angebot gerne annehme, weil ihr Töchterchen am nächsten Tag seinen vierten Geburtstag feiern werde, und mehrere Kinder zur Party geladen seien. Sie benötige noch allerlei Zutaten für das Fest. Plaudernd zog die Frau ihre Freundin mit sich in die Küche, um ihr einen entsprechenden Einkaufszettel anzufertigen.

Mittlerweile hatte das kleine Mädchen, das am nächsten Tag seinen vierten Geburtstag feiern sollte, das Auto der Nachbarin vor dem Haus entdeckt. Weil es schon öfters darin mitgefahren war und solche Ausflüge als sehr lustig empfunden hatte, schlüpfte es, nichts Böses ahnend, in den Wagen. Was dann geschah, kann nur erraten werden. Wahrscheinlich spielte das Kind an der Handbremse herum und löste sie, woraufhin das Auto nach vorwärts ruckte. Vielleicht fiel die Kleine dabei heraus, vielleicht sprang sie auch erschrocken heraus. Jedenfalls setzte sich das Auto auf Grund eines Einschlags der Räder genau auf das Kind zu in Bewegung, erfasste es und überrollte es.

Fast im gleichen Moment, als die Räder das Mädchen wieder freigaben, traten die beiden Frauen aus dem Haus. Entsetzt stürzte die Mutter auf ihr Kind zu, das sterbend am

Boden lag, und riss es in ihre Arme hoch. Das Kind war noch wenige Sekunden bei Bewusstsein und schaute ihr direkt in die Augen, während ihm das Blut aus Nase, Mund und Ohren quoll. Dann verschied es.

Verständlicherweise erlitt die Mutter einen Nervenzusammenbruch, und auch die Zeit, die danach verging, brachte ihr keine Linderung. Nacht für Nacht wachte die Frau schweißgebadet auf, von Traumbildern gequält, in denen sie wiederholt das blutverschmierte Gesichtchen ihrer Tochter vor sich sah, die brechenden Augen auf sich gerichtet. Schließlich konsultierte sie einen Psychologen. Doch dieser fand das tröstende Wort nicht, im Gegenteil, seine bohrenden Fragen nach der Vorgeschichte, etwa, ob das Kind erwünscht gewesen wäre, und dgl. mehr, regten die Frau derart auf, dass sie in seiner Praxis in einen Weinkrampf verfiel. Indigniert schob sie der Psychologe zur Hintertüre hinaus, weil er nicht wollte, dass seine im Warteraum sitzenden Patienten dieses „Drama" mitbekämen. Zum Schluss drückte er der Frau wohlmeinend (aber nicht gerade sehr taktvoll) die Adresse einer Selbstmordverhütungsstelle in die Hand und zog sich eilig in seine Praxis zurück.

Krisenintervention von Robert C. Barnes

Nach diesem enttäuschenden Versuch, Hilfe zu finden, vergingen weitere Wochen, und die Mutter kam nicht zur Ruhe. Tagsüber passiv und wie gelähmt, fürchtete sie die von Alpträumen durchjagten Nächte, in denen sich alles an ihr, Leib und Seele, in Pein aufbäumte und verkrampfte. Da hatte ihre zu Besuch geeilte Schwester eine Idee. Sie riet ihr, Barnes aufzusuchen. „Er ist ebenfalls Psychologe und Psychotherapeut", sagte sie zu ihr, „aber er arbeitet nach einer anderen Methode. Vielleicht weiß er Rat." So gelangte die Frau in die Praxis eines Logotherapeuten, und ich rekonstruiere nun möglichst wortgetreu, was mir Barnes erzählt hat.

„Die Patientin wirkte wie vor den Kopf geschlagen, und doch krümmte sie sich unter einer inneren Hochspannung. Was war es, das zwischen ihr und der Leidbewältigung stand? Sie verriet es mir in einem Satz, den sie ständig wiederholte: ‚Warum musste ich meinem kleinen Mädchen beim Sterben zuschauen, warum musste ausgerechnet ich diesen furchtbaren Anblick, der mich nie mehr loslässt, erdulden?' Hier tat sich das Zentrum der Tragödie auf, weshalb ich darauf einging.

‚Liebe Frau', antwortete ich, ‚Sie haben Erschütterndes mitgemacht. Aber ich bin so froh, dass Sie Ihr Mädchen in jenem entscheidenden Augenblick in den Arm genommen haben. Ich bin aufrichtig froh, dass Sie nicht, vor Entsetzen starr, auf halbem Wege stehen geblieben sind und etwa die Hände vors Gesicht geschlagen haben. Dadurch haben Sie Ihrem Kind einen wirklich guten Abschied ermöglicht. Hätten Sie nämlich gezögert oder sich abgewandt, wäre das Letzte, was Ihr Kind von dieser Welt wahrgenommen hätte, der staubige Autoreifen gewesen, der über es hinweggerollt ist. So aber

durfte es zuletzt in die Augen seiner Mutter eintauchen und darin die Liebe ablesen, die es ein Leben lang begleitet hat. Wir können sicher sein, dass die Kleine zu diesem Zeitpunkt keinerlei Schmerz gespürt hat, denn eine derart schwere Verletzung betäubt alle nervlichen Empfindungen. Nein, sie war schmerzfrei und geborgen. Geborgen, denn es gibt keine größere irdische Geborgenheit – schon gar nicht für ein Kind – als in den Armen seiner Mutter … Ihr Mädchen durfte somit im Bewusstsein seines Geliebt-Seins aus der höchstmöglichen Geborgenheit in eine ganz andere Geborgenheit hinüber gleiten … was für ein guter Abschied! Allerdings um den Preis, dass Sie jenen schrecklichen Anblick auf sich nehmen mussten und jetzt in Ihrer Erinnerung zu erdulden haben.'

Während ich sprach, war die Patientin aufmerksam und zugleich innerlich ruhiger geworden. ‚Sie meinen, es war gut, was ich gemacht habe, gut für das Kind?' fragte sie zurück, und ich erkannte die Morgenröte des Logos hinter der Finsternis ihres Leides empor dämmern. ‚Es war das Beste, das Sie in Ihrer Situation tun konnten', bestätigte ich ihr. ‚Schmerzfrei und geborgen …' murmelte die Patientin vor sich hin, dann straffte sie sich. ‚Wenn das so ist, dann kann ich mit dem blutigen Gesichtchen meiner Tochter vor Augen leben.'

‚Sollte das Kind wieder in Ihren Träumen erscheinen, nehmen Sie es einfach nochmals auf den Arm und wiegen Sie es …' Die Patientin verließ mich gefasst. Ein späteres Kontrollgespräch ergab, dass sie von Stunde an ungestört zu schlafen vermochte."

Da es sich bei obigem Bericht um einen wenig komplexen und kurzfristig „gelösten" Fall handelt, können wir versuchen, den dabei wirksam gewordenen Faktoren auf die Spur zu kommen. Deshalb will ich ein paar fachliche Erläuterungen anfügen.

a) Zur Diagnose

Vor aller Therapie steht die Diagnose – und die Gefahr einer Fehldiagnose. Eine solche entsteht, wenn eine Sachlage bei einem Patienten über- oder unterbewertet wird, wodurch sich das Gesamtbild verfälscht.

Bei der geschilderten Problematik hätte es schnell zu einer Überbewertung des traumatischen Ereignisses kommen können, weil der Tod eines Kindes schier das Schlimmste ist, das einer Mutter widerfahren kann. Allein, dieser Tod, für sich genommen, hat die seelische Blockade bei der Mutter gar nicht erzeugt, wie sich im Verlauf der Intervention gezeigt hat. Auf der anderen Seite hat der zuerst konsultierte Psychologe das traumatische Ereignis zweifellos unterbewertet, indem er in der Vorgeschichte nach kritischen Elementen gesucht hat. Damit entfernte er sich zu weit von der eigentlichen Last, unter der die Frau zusammengebrochen war.

Barnes beging keinen der beiden Fehler. Mit der Überlegung: „Was steht zwischen ihr und der Leidbewältigung?“ bewies er seine richtige Einschätzung der Sachlage. Er schätzte das Leid (den Tod des Kindes) als prinzipiell bewältigbar ein und gleichzeitig als an der seelischen Blockade der Mutter beteiligt, weil noch unbewältigt.

Bei richtiger Einschätzung der Sachlage hört man auch die richtigen Sätze aus den Worten eines Patienten heraus. Denn die psychotherapeutische Erfahrung lehrt, dass die meisten Patienten über ein erstaunliches „Vorwissen“ verfügen, was ihre Probleme angeht. Es handelt sich dabei weder um ein rein rationales noch um ein rein emotionales, sondern vielmehr um ein intuitives Erfassen dessen, was „unerledigt“

(Kübler-Ross), „unausgewogen", im weitesten Sinne „unwert" und „unwürdig" ist. Nur können die Patienten dieses Vorwissen in kein Fachwissen einordnen, während die Psychotherapeuten mit ihrem Fachwissen darauf angewiesen sind, es mit dem Vorwissen ihrer Patienten in Konkordanz zu bringen.

Barnes hat also bei richtiger Einschätzung der Sachlage seine „Sensoren" auf das „Vorwissen" seiner Patientin ausgerichtet, und siehe da, sie lieferte es ihm: „Warum musste *ausgerechnet ich* diesen schrecklichen Anblick erdulden?" Das war eine seelenstressige (und philosophisch problematische) Reaktion, denn hier trauerte nicht eine Mutter um ihr Kind, sondern haderte ein Mensch mit seinem Los. Und genau hier, an dieser Stelle, heilte die Wunde nicht.

b) Zur Therapie

Wenn ein Mensch sein Los beklagt, gibt es aufs Neue zwei potentielle Fehleinschätzungen des therapeutischen Umgangs damit. Eine davon ist sehr verbreitet. Sie geht von der These aus, dass es absolut notwendig und die Seele glättend sei, dass sich der Betreffende intensiv ausklage. Die Folge ist leider oft, dass der Patient in einem schädlichen Selbstmitleid gefördert und bestärkt wird. Die andere erkennt zwar die krisenträchtige Spirale, in die sich ein Patient solcherart immer tiefer hineindreht, sieht aber die Alternative lediglich in einer Abstoppung seines Haderns ohne existentielle Auseinandersetzung mit dem Gegenstand seiner Klage.

Barnes war von seinem logotherapeutischen Hintergrund her gegen beide Varianten gefeit. Mit der konfrontativen

Feststellung: „Ich bin so froh, dass Sie ihr Mädchen … in den Arm genommen haben" beendete er die Spirale des Selbstmitleids bei seiner Patientin, um ihr *den Sinn dessen, was sie da beklagt,* transparent zu machen: „Sie haben Ihrem Kind einen guten Abschied ermöglicht". In der nachfolgenden Begründung wird das Erschütternde des Beklagnisses in keiner Weise weggedrückt. Es darf leidvoll bleiben, denn das Leid gerinnt zum Opfer, *zum nachträglich bejahten Opfer*: „Wenn das so ist, kann ich … damit leben". Der Hader wich.

Die Trauer der Mutter wird nicht weichen und soll es auch nicht, denn „die Trauer um einen Menschen, den wir geliebt und verloren haben, lässt ihn irgendwie weiterleben …" (Frankl). Aber der ohne Hader Trauernde regeneriert sich im Schlaf, in dem die Grenze zwischen dieser und jener Welt fließend wird, und die Lebenden und die Toten einander besuchen dürfen.

Vom Lohn-fordern zum Lohn-sein

Kräfte zur Verwandlung mobilisieren

Das Mysterium der Verwandlung

Wir haben über die immense psychohygienische Bedeutung der jeweils *frei gewählten* inneren Einstellung des Menschen zu *unfreien*, vorgegebenen Sachverhalten gesprochen. Negative Einstellungen verhärten die Brust und blockieren Heilungen bzw. die Aussöhnung mit dem Schicksal. Positive Einstellungen hingegen mobilisieren enorme Transformationskräfte, von der nicht nur die moderne Seelenheilkunde, sondern schon uralte religiöse Mythen berichten. In der Schöpfungsgeschichte wird ein Lehmbrocken in ein geistbegabtes Wesen verwandelt, in der Eucharistie Brot und Wein zur Gegenwart Christi. Berühmte Beispiele aus der Natur sind die Raupe, die sich in einen Schmetterling verwandelt, oder das Stück Kohle, das zum Diamanten wird.

Da der Mensch der Schöpfungsgeschichte angehört, ebenso wie der Natur, liegt die Kraft zur Verwandlung auch in ihm. Konkret bedeutet dies, dass er seinem Schicksal, seinem „Schatten“ (C. G. Jung), seinen Schwächen, seinen Verführungen und Dämonen, seinem „Lehmsein“ und „Raupendasein“ etwas entgegenzuhalten hat, das gewichtiger ist als sie.

Als Frankl 1945 an Fleckfieber erkrankt dem Tode nahe war, rekonstruierte er stenographisch sein verloren gegangenes Buchmanuskript. Ein mir bekannter Alkoholiker stand mitten in der Qual des Entzugs auf und fuhr bei einer Radtour seiner

Freunde mit. Eine mit ihrem Vater seit langem überworfene Frau setzte sich an einem stillen Adventsonntag hin und schrieb ihm einen Brief, der jeglichen Hass zwischen ihnen beendete. *Dasselbe muss nicht dasselbe bleiben*, es verwandelt sich, sobald ein Mensch aus lauterer Absicht eine „innere Zutat“ dazugibt. Ein Leid verwandelt sich in eine menschliche Leistung, eine Tragödie in einen inneren Triumph, eine Vergebung in eine Segnung und eine Reue in eine neue Reinheit. Der Mensch kann nicht nur Material in eine andere Form umschmieden, er kann *sich selbst* umschmieden.

Dass er allerdings dem „Geist, der stets verneint“, um diesen poetischen Sammelbegriff allen Unheils zu gebrauchen, etwas entgegenzuhalten hat, heißt noch lange nicht, dass er dies auch tut. Und so wollen wir denn die Bedingung der Möglichkeit untersuchen, unter der sich die Wahrscheinlichkeit erhöht, dass ein Mensch die Kraft zur Verwandlung, die in ihm liegt, aufbringt und einsetzt.

Die blinde Frau und das Licht

Beginnen wir unseren Gedankengang mit einem hypothetischen Fall, der eine gute Brücke zu einem authentischen Fall bildet, und schicken wir eine Erzählung nach Shibayama voraus:

Es war bald nach dem verheerenden Krieg. Die Städte waren bis auf die Grundmauern zerstört, die Menschen lebten wie Höhlenbewohner in den Ruinen. Die ehedem so ebenen und breiten Straßen hatten sich in holprige Fußpfade verwandelt. Nur die Sirenen schwiegen, als erstes, leises Zeichen eines fragwürdigen Friedens.

Da kam eine alte Frau in die notdürftig mit Brettern geflickte Kirche, um zu beten und zu danken. Heiter sagte sie zu dem Priester, der die Messe gelesen hatte: „Hochwürden, ich habe eine Laterne bei meinem Haus aufgestellt!"

„Warum habt Ihr das getan?", fragte der Priester. „Ihr seid doch blind, was hilft Euch das Licht?"

„Sehen Sie, Hochwürden, der Weg, der an meinem Haus vorbeiführt, ist sehr gefährlich. Er liegt voller großer Steine; wer ihn nachts geht, kann fallen und sich den Fuß brechen. Von meinem Mann – Gott hab' ihn selig – habe ich noch ein Grubenlicht, denn er war Bergmann. Das steht nun vor meinem Haus als Licht für die Menschen."[10]

Das ist zweifellos die Erzählung einer seelisch gesunden und zufriedenen Frau. Sie ist blind, sie ist arm, sie hat ihren Mann verloren und einen schlimmen Krieg mitgemacht. Aber sie fühlt sich veranlasst, zu beten und zu danken, sie ist von heiterem Gemüt, und sie stellt das Letzte, was sie noch besitzt, das Andenken an ihren Mann, als Licht für vorübereilende Menschen bereit. Ein Licht, das *sie* nicht sieht, und das *ihr selbst* nichts nützt.

Eine Kontrastdarstellung

Lassen wir jetzt unsere Fantasie walten und versetzen wir diese Frau in die Rolle einer Patientin, die eine psychotherapeutische Praxis aufsucht, und zwar mit einer divergenten

10 aus: Marietta Till, „Lautlos schreien, unbewegt tanzen", Drei Eichen, Ergolding, 1992

Sichtweise derselben äußeren Umstände. Wir ändern in unserem Gedankenspiel nur wenig, machen aus dem Zusammentreffen der Frau mit dem Priester ein Zusammentreffen zwischen ihr und einem Therapeuten (wie es der von V. E. von Gebsattel so benannten „Abwanderung der abendländischen Menschheit vom Seelsorger zum Nervenarzt" entspricht). Außerdem ändern wir, wie angekündigt, lediglich ihre Sichtweise, ihr Selbst- und Daseinsverständnis.

Die Patientin eröffnet das Gespräch: „Ach, ist das alles ein Jammer! Ich weiß mir gar nicht mehr zu helfen, weiß mir keinen Rat mehr. Ich halte dieses Drecksleben nicht mehr aus. Am liebsten wäre ich schon unter der Erde. Warum habe ich bloß den verfluchten Krieg überlebt, können Sie mir das erklären?"

Der Psychotherapeut bemüht sich, ihr Problem deutlicher zu erkennen und einzugrenzen: „Sie müssen sehr unglücklich sein. Ist es hauptsächlich die Blindheit, die Ihnen zu schaffen macht, oder ein anderer Kummer?"

Die Patientin wechselt vom weinerlichen zum anklagenden Ton: „Sie können sich wohl nicht vorstellen, wie das ist! Ihrer Stimme nach sind Sie noch jung, und wahrscheinlich nicht behindert. Aber ich bin eine alte Frau, um die sich keiner kümmert. Wer sollte das auch, wir leben wie die Höhlenbewohner in den Ruinen und kriechen wie die Ratten über die holprigen Fußpfade, um etwas Essbares aufzutreiben. Da ist jeder froh, wenn der Nachbar verreckt, damit ihm selbst mehr bleibt. Der einzige, der mir geholfen hätte, wäre mein Mann gewesen, und der ist im Krieg gefallen. Fluch über seine Mörder!"

Der Psychotherapeut versucht das Gehörte zusammenzufassen: „Sie fühlen sich allein und hilflos, seit Ihr Mann nicht mehr bei

Ihnen weilt?" Aber die Patientin lässt sich ihren Schmerz nicht auf einen Einzelaspekt konzentrieren, er soll ‚flächendeckend' und ‚allumfassend' ausgewalzt werden: „Auch als mein Mann noch lebte, war das kein Honiglecken für mich. Er arbeitete als Bergmann und kam jeden Tag schmutzig nach Hause. Der Kohlenstaub aus seinen Kleidern war überall in der Wohnung. Außerdem hatte er Schichtdienst, weswegen wir nie einen vernünftigen Tagesrhythmus einhalten konnten. Es war schon vor dem Krieg ein Hundeleben, und jetzt erst recht … ich habe rein gar nichts von meinem Leben gehabt. Ich will am liebsten sterben."

Angesichts der wiederholten Todeswunschäußerung der Patientin sucht der Psychotherapeut nach einem ‚Anker' in ihrem Leben: „Haben Sie keine Kontakte zu irgendwelchen Bekannten oder Freunden, die Sie hin und wieder aufsuchen und bei denen Sie sich aussprechen könnten?" Die Patientin wehrt rigoros ab: „Nein, nein, ich weiß, wie die angeblich treuen Freunde sind! Sie erschleichen sich das Vertrauen einer blinden Frau, um ihr in einem günstigen Moment die letzten Habseligkeiten zu stehlen."

Der Psychotherapeut will die Ängste der Patientin relativieren: „Sind Sie schon einmal auf diese Weise bestohlen worden?" Die Patientin spricht jedoch nicht aus Erfahrung, sondern aus ihrer Weltsicht heraus: „Gott bewahre, das fehlte mir gerade noch! Habe ich nicht schon genügend Schlechtes erfahren? Außerdem bin ich vorsichtig, ich traue niemandem. Da bleibe ich lieber allein."

Der Psychotherapeut merkt, in welche ‚Falle' seine Patientin getappt ist: Sie klagt über ihre Einsamkeit und zieht es gleichzeitig vor, allein zu leben. Kann ihr Motiv für letzteres „gekippt" werden? „Hätten Sie überhaupt Wertgegenstände im Haus, die potentielle Diebe verlocken könnten?" Die Patientin wechselt zurück zum weinerlichen Ton: „Ach was, ich habe nie Wertgegenstände besessen. Wir waren immer arm, hatten kaum mehr als das Nötigste, und im Krieg nicht einmal das. Ich besitze nur ein paar Andenken, an denen ich hänge, wie zum Beispiel das Grubenlicht von meinem Mann. Das soll man mir mit in den Sarg legen, wenn es endlich so weit ist … Ich sehe schon, Sie können mir auch nicht helfen. Ich habe gleich nicht geglaubt, dass unser Gespräch ergiebig sein würde. Mir kann keiner helfen … Ja, dann werde ich mich jetzt auf den Heimweg machen. Sofern man das da draußen einen Weg nennen kann – lauter große Steine! Haben Sie eine Ahnung, wie die Sehenden abends darüber stürzen, weil sie nicht gewohnt sind, in der Dunkelheit zu gehen! Na, was geht's mich an? Ich muss mich seit Jahren in der Dunkelheit bewegen. Adieu!"

Eine Aufzeichnung von Isabella Simon

Dieser Dialog, wie er in einer psychotherapeutischen Praxis hätte stattfinden können, war offenbar nicht von Erfolg gekrönt. Damit erhebt sich die Frage, ob es irgendeine Gesprächsmethode gegeben hätte, die es der Patientin nahe gelegt und erleichtert hätte, sich in jene heitere, dankbare und den Mitmenschen zugewandte Frau aus Shibayamas Erzählung zu verwandeln.

Das ist eine schwierige Frage. Sie spitzt sich in der Überlegung zu, ob es eine vertretbare Methode zur radikalen Umstellung der Sichtweisen von Menschen gibt? Betrachten wir, bevor wir uns an die Beantwortung dieser Frage heranwagen, einen authentischen Fall, bei dem dies gelungen ist. Er wurde von Isabella Simon aufnotiert:

Eine Bulgarin, die im gesegneten Alter von 102 Jahren verstarb, musste in der Mitte ihres Lebens eine schwere Krise durchstehen, in der sie von Selbstmordimpulsen geplagt wurde. Instinktiv suchte sie vor der letzten Entscheidung Hilfe in einem Gespräch mit einem Priester, dem sie ihr Vertrauen schenkte. Sie wünschte seine ‚Absolution im Voraus' für den Fall, dass sie in spontaner Verzweiflung den Freitod wählen würde.

Der Priester war ein weiser Mann, der sie nicht mit billigen Sprüchen zu trösten versuchte, sondern ihre depressive Stimmung ernst nahm. Er zeigte aufrichtiges Mitgefühl und auch Verständnis dafür, dass sie in ihrer Situation dem Selbstmord nahe war. Allerdings meinte er, dass es doch schön wäre, wenn sie davor noch ein wenig Zeit ihres Lebens dazu verwenden würde, ein nützliches Werk für andere Menschen zu vollbringen. Er erwähnte ein Lager mit Cholerakranken in der Nähe ihres Ortes, in dem dringend Pflegepersonal gebraucht wurde. Da sie selbst sowieso lebensmüde sei, so argumentierte er, wäre das Risiko, sich mit dieser gefährlichen Krankheit anzustecken, für sie nicht vergleichbar bedrohlich wie für jüngere Krankenschwestern, die noch sehr an ihrem Leben hingen. Dort könnte sie somit viel Gutes tun und es Gott überlassen, ob sie vorzeitig aus dem Leben scheiden würde oder nicht.

Die Frau entschloss sich auf Grund des Gesprächs tatsächlich, als Pflegerin in das Choleralager zu gehen, und blieb dort zwei Jahre lang ohne zu erkranken. Körperlich gesund und seelisch geheilt kehrte sie danach in ihren Lebensalltag zurück und starb schließlich mit 102 Jahren in voller geistiger Frische eines sanften und natürlichen Todes. Jener weise Priester hatte ihr das einzig Richtige geraten: Eine sinnvolle Aufgabe zu übernehmen, für die es sich lohnte, ihre Lebenskräfte einzusetzen, und die sie – in selbsttranszendenter Weise – ihren eigenen Kummer vergessen ließ.[11]

11 Isabella Simon, unveröffentlichtes Manuskript, Wien, 1993

Der „einzig richtige" Rat

Isabella Simon definierte den Rat des Priesters, die Patientin solle eine Aufgabe übernehmen, für die es sich lohne, ihre Lebenskräfte einzusetzen, als das „einzig Richtige" in der gelungenen Suizidintervention. Dass Simon damit nicht ganz falsch lag, zeigt sich an der Tatsache, dass der Psychotherapeut im vorherigen hypothetischen Patientengespräch keinen wie immer gearteten Rat ausgeteilt hat. Er hat sich strikt daran gehalten, auf empathischer Ebene Fragen zu stellen, bewertende Kommentare zu vermeiden und auf die in der herkömmlichen Psychotherapie so verpönten Ratschlägen zu verzichten. Nur war das Ergebnis seiner Intervention gleich Null.

Wenn wir spekulieren, dass ein Rat von ihm vielleicht doch eine Chance gehabt hätte, die Verbitterung der alten Frau aufzuweichen und eine Verwandlung von ihr einzuleiten, dann müssen wir uns auch mit dem Inhalt eines zu erteilenden Rates befassen. Er soll laut Simon auf die Übernahme einer Aufgabe abzielen, für die es sich lohnt … *Was lohnt? Für wen lohnt?* War auf Grund des priesterlichen Rates für die Bulgarin wirklich vorhersehbar, dass sich ihre Arbeit als Pflegerin im Choleralager „lohnen" würde?

Hier sind wir beim entscheidenden Kernpunkt angelangt. Die Argumentation des Priesters gegenüber der Bulgarin verlief *nicht* in Richtung irgendeines Lohnes *für sie selbst*, sondern in Richtung auf das Positive, das sie *für andere* bewirken könnte:

a) für die Cholerakranken, die der Pflege bedurften, aber wegen Personalmangel zu wenig davon bekamen,
b) für die jungen Krankenschwestern, die noch am Leben hingen und vom Ansteckungsrisiko entlastet werden sollten,
c) für ihr Verhältnis zu Gott, das nicht getrübt zu werden brauchte durch einen vorzeitigen Freitod.

Der Rat zielte folglich darauf ab, dass *sie, die Patientin*, gleichsam „Lohn" sein könnte für andere oder anderes, wenn sie ihre Lebensenergien konstruktiv einsetzen würde. Ihr selbst wurde nichts versprochen. Trotzdem fiel der Rat auf fruchtbaren Boden. Wieso das? Weil unser „Lohn-sein-für-andere(s)" unser Leben unmittelbar mit Sinn begabt. Und exakt dies hatte der Bulgarin gefehlt: Ein erkennbarer Sinn in ihrem Leben. Aus dem Bericht von Simon geht dergleichen zwar nicht direkt hervor. Es ist nur die Rede von einer schweren Krise mit Selbstmordimpulsen. Aber wir wissen, dass hinter Selbstmordimpulsen ein herber Werteverlust stecken kann und häufig steckt[12]. *Dennoch zieht niemand den Freitod um eines verlorenen Glückes willen ernsthaft in Betracht, solange er das Weiterleben wegen eines zu erfüllenden Sinnes für notwendig erachtet.*

Als der Bulgarin somit ein Weg aufgezeigt worden war, auf dem es sich – nicht für sie selbst, sondern für andere Menschen – lohnen würde, ihre Lebensenergien konstruktiv einzusetzen, erlebte sie diese Wegweisung als „Sinnweisung", folgte ihr, und verwandelte sich von einem lebensmüden zu einem „lebenswachen" Menschen.

12 Davon ausgenommen sind Selbstmordimpulse bei endogenen und organisch bedingten Depressionen.

Logotherapeutische Variante der Kontrastdarstellung

Wäre eine ähnliche Wegweisung bei der alten blinden Frau aus dem hypothetischen Patientenfall denkbar gewesen? Vielleicht schon. Man könnte sich den Ausgang des Dialogs in der psychotherapeutischen Praxis etwa auch so vorstellen:

... Die Patientin wechselt zurück zum weinerlichen Ton: „Ach was, ich habe nie Wertgegenstände besessen. Wir waren immer arm, hatten kaum mehr als das Nötigste, und im Krieg nicht einmal das. Ich besitze nur ein paar Andenken, an denen ich hänge, wie zum Beispiel das Grubenlicht von meinem Mann. Das soll man mir mit in den Sarg legen, wenn es endlich so weit ist ...“

Der Psychotherapeut registriert, dass sich die Patientin an dieser Stelle erstmals zu einem Wert bekennt. Da klinkt er sich ein: „Das Grubenlicht Ihres Mannes – zünden Sie es noch manchmal an?“ Die Patientin ist irritiert: „Warum sollte ich?“

Der Psychotherapeut bleibt beim Thema: „Das Grubenlicht Ihres Mannes hat früher oft geleuchtet, nicht wahr? Erzählen Sie mir, wofür es entzündet worden ist?“ Die Weinerlichkeit der Patientin wechselt zu einer ruhigeren Sentimentalität: „Mein Mann hat es tagtäglich für seine Arbeit gebraucht. Dort, im Stollen, hat er es ständig bei sich getragen. Es hat den Männern Licht gespendet, und wenn einem von ihnen die Laterne umgekippt ist, hat ihm das Licht eines anderen geschienen.“

Der Psychotherapeut merkt, dass die Patientin aus ihrer selbstmitleidigen Klagehaltung auftaucht und führt sie behutsam weiter: „Sie sagen, das Grubenlicht hat den Männern unter Tag gedient. Ihrem Mann und seinen Kumpeln, die mit ihm zusammen im Berg gearbeitet haben. Es hat für sie geschienen wie eine gegenseitige Ermutigung. Schade, dass es jetzt keine Funktion mehr erfüllt. Es scheint niemandem mehr in der Nacht, Ihnen nicht, weil es ‚Ihre Nacht' nicht erhellen kann, und auch sonst niemandem. Das Andenken an Ihren Mann ist ‚außer Funktion'."

Die Patientin antwortet nachdenklich: „Das stimmt. Ich könnte es natürlich anzünden, wenn mich jemand besucht, aber mich besucht ja keiner ..." Bevor sie wieder ins Selbstmitleid abrutscht, fährt der Psychotherapeut in seinem Gedankengang fort: „Sagen Sie, wüssten Sie auch heute einen Ort, an dem eine Laterne fehlt, wo Menschen eine solche dringend nötig hätten wie einst die Männer im Berg?"

Darauf braucht sich die Patientin nicht lange zu besinnen: „Und ob! Draußen auf den Straßen, die katastrophal sind! Vor meinem Haus zum Beispiel liegen lauter große Steine. Haben Sie eine Ahnung, wie die Sehenden abends darüber stürzen, weil sie nicht gewohnt sind, in der Dunkelheit zu gehen! Aber schließlich, was geht's mich an?"

An dieser Stelle wagt der Psychotherapeut einen Rat: „Angenommen, Sie würden das Grubenlicht vor Ihrem Haus aufstellen. Wäre dann nicht das Andenken an Ihren Mann wieder ‚in Funktion'? Es würde den Vorübergehenden leuchten, wie es einst seinen Bergkameraden geleuchtet hat, und sie vor Schaden bewahren. Niemand würde es stehlen, denn jeder würde wissen, dass es einen guten Zweck erfüllt. Und jeder würde sich gern Ihrem Hause nähern – "

Die Patientin bleibt nicht ganz unbewegt: „Meinen Sie? Nun, vielleicht probiere ich es einmal. Wenn es so ist, wie Sie sagen, dann hätte ich den Krieg wenigstens nicht ganz umsonst überlebt ..."

Sollte dieser Dialog dazu führen, dass das in ihm angeregte Werk der Nächstenliebe nicht nur in die unebene Straße, sondern bis in die Dunkelheit der blinden Frau hineinstrahlt, müsste ihm zugebilligt werden, Auslöser ihrer Verwandlung gewesen zu sein. Was er wiederum nur sein konnte auf dem Hintergrund eine „Sinnnotstandes", der der tiefste Grund allen Klagens und Haderns der Patientin mit ihrem Schicksal gewesen ist. Sie wusste nicht, *wozu* sie den Krieg, den Tod ihres Mannes etc. überlebt hatte, *wozu* sie überhaupt noch lebte. Irgendwie identifizierte sie ihr Dasein mit dem erloschenen Grubenlicht, das mit ihr zusammen ins Grab sinken sollte – *aber erst, nachdem es geleuchtet und zu Ende geleuchtet hatte*, so die therapeutische Interventionsidee! Zu Ende geleuchtet … das Licht wie ihr Dasein.

Verständnis allein reicht nicht

Mithin kann die Frage, ob es eine vertretbare Methode zur radikalen Umstellung der Sichtweise eines Menschen gibt, insofern beantwortet werden, als sie eine Methode zur Auffüllung eines Sinnnotstandes sein muss. Volles Leben hat ein anderes Gesicht als leeres Leben; spannendes Leben eine andere Attraktivität als gleichgültiges Leben. Voll und spannend aber ist ein Leben ausschließlich an dem Ort, wo es *auf einen selbst ankommt.* An dem sich eine Angewiesenheit auf uns selbst abbildet. Die Cholerakranken waren angewiesen auf ausreichende Pflege, die Vorübereilenden auf das ausgestellte Grubenlicht. Lohnendes Leben ist ein sich verströmendes, ein sich austeilendes – an das auf es Angewiesene. Will man daher negativ-problematische

Sichtweisen eines Menschen verändern, muss man Verwirklichungsinhalte seiner Sicht zugänglich machen, durch die er sich angefragt und aufgefordert fühlt, ein Stück seiner selbst austeilend in die Welt einzubringen.

Das ist, um es klar herauszuarbeiten, eine andere Kommunikationsebene als die Ebene des reinen Verstehen-Wollens. Freilich tut es uns allen gut, verstanden zu werden bzw. uns verstanden zu fühlen. Doch dadurch, dass uns Verständnis entgegengebracht wird, wird noch nicht die Kraft zur Verwandlung in uns freigesetzt. Zum Verständnis muss eine Art „Eröffnung" hinzutreten, ein Geleit in die Offenheit neuer Entwicklungsdimensionen. Ähnlich, wie eine Mutter ihrem durstigen Kind nicht bloß signalisieren wird, dass sie angesichts des warmen Sommerwetters Verständnis für seinen Durst aufbringt. Will sie ihr Kind andererseits nicht bloß „bedienen", wird sie ihm eröffnen, wo die Gläser und die Fruchtsäfte stehen. „Im Kühlschrank findest du auch frische Milch ...", wird sie eventuell hinzufügen. Das heißt übersetzt: „Das Eingießen von Fruchtsaft oder Milch ist gleichsam *angewiesen auf dich*, und wenn du es tust, wird dein Durst vergehen, und die Welt wird freundlicher werden. Analog dazu darf und soll sich zum Verständnis eines Psychotherapeuten für seinen Patienten, welches gemeiniglich als ein „Wahrnehmen ohne zu werten" definiert wird, das Geleit in eine neue Offenheit des Patienten dazugesellen, welches man dann als ein „gemeinsames Wahrnehmen von Werten" definieren könnte. Von Werten, die darauf angewiesen sind, dass jemand sie sieht, begreift und sich ihrer annimmt, jemand wie die Patientin oder der Patient – und seine Welt wird freundlicher werden.

Beobachtungen von Dieter Frey

Was für die Psychotherapie gilt, gilt bis zu einem gewissen Grad sogar auch für die Organmedizin. Dieter Frey, damals Psychologie-Professor an der Universität Kiel, hat in vier Studien an Patienten einer chirurgischen Unfallklinik nachgewiesen, dass „die philosophische Auseinandersetzung mit traumatischen Situationen den Heilungsprozess wesentlich beeinflusst".[13] Seinen Untersuchungen zufolge erholen sich einige Menschen nach schweren Unfällen „in Windeseile", während andere unsäglich lange an den gleichen Verletzungen laborieren. Dabei hat das Selbst- und Daseinsverständnis einen größeren Einfluss auf die Geschwindigkeit der Heilung als der objektive medizinische Befund. Gemäß den Studien wurden Unterschiede in der Länge des Klinikaufenthaltes lediglich zu 20% durch die Schwere der jeweiligen Verletzung verursacht, wohingegen innere Einstellungen und Sichtweisen für 45% dieser medizinischen „Varianz" zuständig waren. Welche Sichtweisen aber wurden als krankheitsverlängernd, und welche als gesundheitsfördernd beobachtet?

Nach Frey mussten Unfallopfer besonders lange das Krankenhausbett hüten und wurden häufiger durch Komplikationen im Genesungsprozess zurückgeworfen, die

a) ständig darüber grübelten, ob und wie sie den Unfall hätten abwenden können,
b) sich völlig machtlos und an fremde Hilfe ausgeliefert fühlten, und

13 Pressedienst des BDP (Bundesverband deutscher Psychologen), Bonn, Januar 1993

c) sich mit Gedanken über die Ungerechtigkeit des Schicksals herumschlugen.

Demgegenüber waren diejenigen, die ihr Schicksal akzeptierten, sich selbst um eine beschleunigte Wiederherstellung ihrer „Funktionsfähigkeit" und Selbständigkeit bemühten und hoffnungsvoll in eine Zukunft blickten, die ihnen mit Vorhaben aller Art angereichert erschien, bei weitem im Vorteil.

Logotherapeutisch lassen sich diese Ergebnisse noch prägnanter formulieren. Personen im scheinbar sinnlosen Leben bleiben länger krank und leidend, weil sich ihre Kraft zur Verwandlung nicht entzündet. Woran sollte sie sich entfachen? An den Selbstvorwürfen und Grübeleien über Unabänderliches? An der vermeintlichen Hilflosigkeit? Am Unversöhnt-Sein mit den Fügungen des Lebens? Nein, wenn die Kraft zur Verwandlung trotz der Schwere der Verletzungen noch auflodern kann, dann deswegen, weil das Leben und Weiterleben gewollt wird im Bann einer zukünftigen Realisation, die darauf angewiesen ist, dass sich der Kranke erholt.

Wie geht Versöhnung?

Wie aber ist das genau mit der *Versöhnung mit dem Schicksal*? Machen wir einen kleinen Umweg über die zwischenmenschliche Versöhnung. Ein allgemeiner Konsens besagt, dass das Einander-Verzeihen unverzichtbar ist. Keine zwischenmenschliche Beziehung könnte längerfristig Bestand haben ohne das sie von Zeit zu Zeit revitalisierende Elixier der gegenseitigen Verzeihung. Ohne diese käme sie unweigerlich an einen Punkt, an dem sie sich totlaufen würde. Es könnte ein lächerlicher Punkt sein, winzig klein, von außen kaum erkennbar, eine unerhebliche Begebenheit, ein nichtiger Anlass, aber die Beziehung käme nicht darüber hinweg. Sie stürbe – ohne Verzeihung.

So groß der Konsens darüber auch ist, so wenig Einigkeit herrscht über das „procedere". Woraus schöpft man die Kraft zur Vergebung, die nichts anderes ist als eine Kraft zur Verwandlung? „Im Kopf bin ich ja bereit zu verzeihen", wird häufig eingewandt, „und ich sehe auch ein, dass es notwendig wäre. Aber in meinem Herzen sitzt ein Stachel, der sich dagegen sträubt. Ich kann nicht vergessen, und ich will auch nicht so tun, als ob nichts gewesen wäre. Es ist für mich einfach nicht aus und vorbei, was zwischen uns war …" Fragen wir: Gibt es eine Hilfe, die das Lebenselixier der Verzeihung leichter fließen lässt von Mensch zu Mensch?

Es ist nicht alles zu verstehen!

Es gibt einen Slogan, der lautet: Alles verstehen, heißt alles verzeihen. Er legt nahe, dass der Schlüssel zur Verzeihung im Verständnis für die Handlungsweisen eines anderen Menschen besteht. Wer demnach weiß, unter welchem Druck innerer Zwänge und Ängste ein anderer fehlreagiert hat, wird es diesem weniger ankreiden als einer, der ihn nicht kennt. Anteilnahme bedeutet geistige Annäherung an den anderen und mildere Beurteilung in der Einschätzung seiner Äußerungen und Taten.

Trotzdem umreißt der genannte Slogan nicht die letzte Auflösung des Problems, sondern allenfalls dessen vorletzte. Genauso, wie das Verständnis des Psychotherapeuten für seinen Patienten zu dessen „Verwandlung" nicht hinreicht, so genügt das zwischenmenschliche Verständnis nicht zur zwischenmenschlichen Verzeihung. Und zwar aus dem einfachen Grund, weil die *Verstehbarkeit* menschlicher Handlungsweisen limitiert ist. Sie ist es aber nicht etwa nur in dem Sinne, dass unser Ringen um Verständnis gewöhnlich Mängel aufweist, sondern deshalb, weil *auch bei größter Anstrengung stets ein unerklärlicher Rest zurückbleiben muss.* Menschliche Entscheidungen sind niemals vollkommen erklärbar, und deswegen niemals vollkommen verstehbar, sie sind nur eines: respektierbar. Frankl schrieb dazu die denkwürdige Passage:

„Angesichts dieser radikalen Freiheit lässt sich auch verstehen, mit welchem Recht die Theologie von einem mysterium iniquitatis spricht: da unsere Entscheidungen letzten Endes frei sind, können sie unmöglich von irgendwelchen Determinanten zur Gänze bestimmt und von ihnen her pandeterministisch erklärt werden, ohne einen unerklärlichen Rest, der eben ein Mysterium bleibt. Und gäbe es das Mysterium nicht, so wären wir weder frei noch verantwortlich, und dann gäbe es eben auch keine Schuld. Sie wäre dann hinwegerklärt."[14]

14 Viktor E. Frankl, „Der Mensch vor der Frage nach dem Sinn", Piper, München, 5. Auflage 1986, Seite 220

Denkt man diese „radikale Freiheit" des Menschen zu Ende, gelangt man zu dem Schluss, dass das Verzeihen-Sollen exakt dort anfängt, wo das Verstehen-Können aufhört. Denn solange Handlungsweisen eines Menschen aus bestimmten Ursachen wie z. B. überwältigenden Trieben, asozialen Vorgeschichten oder negativen Assoziationsverkettungen heraus geschehen sind, die rekonstruierbar, erklärbar und verstehbar sind, solange hat der Betreffende keine eigene „innere Zutat" und freie Entscheidung dazugefügt, und solange ist ihm im Prinzip nichts vorzuwerfen. Erst in dem Moment, da das *Mysterium der Entscheidung* dazugekommen ist, jener Entscheidung, die unter denselben Umständen auch ganz anders hätte ausfallen können, was sie eben unverstehbar und nur noch respektierbar macht, erst in *dem* Moment wird Verzeihung überhaupt erforderlich. Oder, auf einen kurzen Nenner gebracht: *Menschlich Freies ist, wenn es sein muss, nur noch verzeihbar.*

Wir sehen, die letzte Auflösung des Problems um die Verzeihung kann nicht im Bemühen um Verständnis des Geschehenen liegen. Nicht im Verständnis für einen anderen Menschen und erst recht nicht im Verständnis eines unheilvollen Schicksals, das über einen hereingebrochen ist (um den Bogen zu den Unfallopfern aus Dieter Freys Studie zurückzuspannen). Nein, die letzte Auflösung liegt in der inneren Wandlung des Betreffenden selbst. Wir neigen dazu, alles aufklären und hinterfragen zu wollen, und dadurch geraten wir ins Grübeln und Zweifeln, Kritisieren und Interpretieren, und verstricken uns in eine zurechtgezimmerte Scheinwirklichkeit abseits dessen, was Sache ist. Dagegen tut es gut, Dinge, die wir nicht (mehr) ändern können, stehen zu lassen, Handlungsweisen von Mitmenschen zu respektieren, Schicksalsfügungen zu akzeptieren, und sich auf dasjenige zu konzentrieren, was das Eigene ist – im Verbund mit der Welt. Beide, die Kraft zur Versöhnung und die Kraft zur Verwandlung entspringen der *einen* gemeinsamen Sehnsucht nach einer „lohnenswerten Existenz", die nur dann „lohnt", wenn wir selber uns als „Lohn" für etwas oder jemanden empfinden dürfen.

Der todkranke Ingenieur

Dazu noch eine illustrative Geschichte aus meiner Praxis, die auf seltsamen Wegen gelaufen ist. Ein Ingenieur kam auf Anraten seines Hausarztes zu mir. Der Körper des Fünfzigjährigen war voller Krebsmetastasen, ein riesiger Tumor wucherte in seinen Eingeweiden. Der Mann wirkte agitiert, unruhig, von krampfhafter Hektik erfasst. Er fragte, ob man „psychologisch etwas gegen den Krebs tun könne"? Ich merkte bald, dass er mit falschen Vorstellungen gekommen war, wie sie leider oft von „Wunderheilern" genährt werden, nämlich mit der irrwitzigen Idee, dass psychologische Mittel helfen könnten, wo medizinische Mittel versagten.

Meine Aufgabe bestand darin, ihm stattdessen zu zeigen, was er nicht *gegen*, sondern *mitsamt* dem Krebs tun könnte, was es für ihn zu tun galt in dieser letzten Lebensphase. Er hatte ein Forschungszentrum aufgebaut, und durfte stolz sein auf dieses monumentale Werk. Jetzt war es nötig, es klug zu übergeben. Er hatte zwei erwachsene Kinder, denen er Vorbild sein durfte beim Abschiednehmen. Dem jüngeren seiner Söhne hatte er bei einem gemeinsamen Griechenlandurlaub versprochen, eine Laute für ihn zu basteln. Leider hatte er sein Versprechen bisher nicht eingelöst, und ich fand, es war höchste Zeit, es zu tun. Außerdem war der Mann ein begeisterter Hochseesegler gewesen und hatte geplant, seine Erfahrungen über bestimmte Segelmanöver in extremen Wetterlagen für die nächste Seglergeneration schriftlich festzuhalten. Daran blieb unser Gespräch hängen: Auch diese Niederschrift könnte noch gelingen! Hier wäre seine „hochgeschraubte Aktivität" im Sinnvollen zu kanalisieren, und gleichzeitig eine schöne Abrundung seines sehr aktiv gewesenen Lebens denkbar.

Doch die Aufmerksamkeit des Mannes wandte sich ständig wieder seiner Krankheit zu, deren Rückgang er verbissen erzwingen wollte. In seinem Forschungszentrum wollte er die Leitung behalten, für seine Söhne würde er sich schon irgendwann Zeit nehmen, und die Segelschulen sollten ihre eigenen Manuskripte herausbringen ... Ich verstand ihn wohl, allein, es bedurfte einer Entkrampfung und keiner Intensivierung seines aussichtlosen Kampfes durch „Verständnis"; und es bedurfte einer sorgfältigen Nutzung seiner Restzeit. Leider kooperierte er nicht. Weshalb ich ihm schlussendlich unumwunden empfahl, seinem Tumor wenigsten für ein paar Stunden am Tag jegliche Beachtung zu entziehen und ihm dadurch die Macht zu nehmen, ihn an der Durchführung seiner (letzten) selbst gestellten Vorhaben zu hindern. Der Kranke wollte Kampf, ich plädierte für Versöhnung, der Kranke suchte Krebs reduzierende Strategien, ich bot ihm Sinn anreichende Perspektiven. Wir redeten aneinander vorbei, und so trennten wir uns.

Nicht gelungen – doch gelungen?

Ungefähr acht Monate später telefonierte ich mit jenem Hausarzt, der den Ingenieur seinerzeit zu mir geschickt hatte. Wir sprachen über andere Patienten, doch plötzlich erinnerte ich mich an jenen todkranken Ingenieur und fragte nach ihm. „Ach", antwortete der Hausarzt, „dieser Patient ist mit Ihrer Beratung gar nicht zufrieden gewesen. Er sagte, Sie hätten ihm unverblümt geraten, seinen Tumor zu vergessen, was er als unzumutbar empfunden habe." Es tat mir leid, dies zu hören. „Wie ging es denn mit ihm weiter?" erkundigte ich mich etwas beschämt. „Er hat nicht mehr lange gelebt", antwortete der Arzt, „aber er hat sich in seinen letzten Wochen erstaunlich verändert. Auf einmal schrieb er wie ein Besessener an einem Lehrbuch für Segler, und, so unglaublich es ist, er hat es noch vollendet. Und das Beste war: Er baute eine Laute für seinen Jüngsten, der sie als kostbares Andenken an seinen Vater hütet. Bei diesen Arbeiten wurde der Patient allmählich ganz ruhig und gelöst. Ich würde sagen, dass er – schon bevor er starb – seinen Frieden gefunden hat."

Als ich den Hörer auflegte, war mir wieder leicht zumute. Gewiss, der Mann hat unser einstiges Gespräch nicht als angenehm erlebt. Er hat sich auch nicht positiv darüber geäußert. Aber was macht das schon aus, wenn es nur ein winziges bisschen mitgeholfen hat, die Kraft zur Verwandlung in ihm wachzurütteln? Und daran besteht kein Zweifel: *Er hat diese Kraft entfaltet.*

Von der Aggression zum Respekt

Auf die Stimme des Gewissens horchen

Was der Verzeihung, der Versöhnung, was der Auferstehung nach einem Totalzusammenbruch oder der Beendigung einer Tragödie in Grandezza wiederholt im Wege steht, sind blinde Wut, rasender Zorn, glühender Hass und sämtliche aufrauschenden Abwehraffekte. Deswegen wollen wir dieser unausrottbaren Kehrseite des menschlichen Wesens ein wenig nachspionieren. Woher bezieht sie ihre dunkle Energie?

Verschiedene Aggressionstheorien

Zu den Wurzeln der Aggression gibt es zahlreiche Theorien, die nahezu alle einen Touch von Richtigkeit haben und trotzdem nicht voll zufriedenstellend sind. Was den meisten von ihnen abgeht, ist der Einstieg in die spezifisch humane Dimension. Welchen Aspekt sie auch betonen, stets sind es im Grunde animalische Aspekte, die herangezogen werden, um menschliche Gewaltbereitschaft zu erklären. Dabei bleibt ein Rest an Unbehagen zurück. Freilich ist der Mensch auch ein Tier; aber ist er nicht zugleich wesentlich mehr als ein Tier? Wo spiegelt sich dieses „Mehr als ein Tier" in den gängigen Aggressionstheorien wider?

Dieter E. Zimmer hat in seinem Buchkapitel „Kain und Konsorten"[15] eine ausgezeichnete Zusammenfassung der bedeutendsten Aggressionstheorien verfasst, welche es sogar

15 Dieter E. Zimmer, „Experimente des Lebens", Haffmans Verlag, Zürich, 1989

einem Laienleser ermöglicht, Vergleiche zwischen den einzelnen Interpretationen anzustellen. Seiner Übersicht gemäß lokalisierte ca. die Hälfte der bisherigen Forscher die Wurzeln der Aggression in der biologischen Dimension des Menschen, während die andere Hälfte glaubte, sie in der psycho-sozialen Dimension des Menschen entdecken zu können.

Zur ersten Kategorie zählte bereits Thomas Hobbes im 17. Jahrhundert. Er sprach davon, dass der Mensch von angeborenen Leidenschaften besessen sei, die zerstörerisch sind und einer ständigen machtvollen Kontrolle bedürfen. Ihm folgte Sigmund Freud nach, der von einem aller belebten Materie innewohnenden „Todestrieb" ausging, nämlich dem unbewussten Wunsch, zur unbelebten Materie zurückzukehren. Eine aggressive menschliche Handlung sei sozusagen die Verschiebung des eigenen Todestriebes auf eine andere Person. In modernerer Version entwickelte Konrad Lorenz die These, dass die Aggression ein zweckgebundenes biologisches Phänomen sei, das die Verteilung der Tiere (und Menschen) im Raum sowie die natürliche Zuchtauswahl des jeweils Stärkeren fördere. Als spontaner, angeborener Trieb staue sie sich auch ohne äußeren Anlass auf und müsse möglichst harmlos, etwa im Sport, abreagiert werden. (Dass eine rege Betätigung im Sport aggressives Verhalten tatsächlich unterbinde, ist nicht nur mittlerweile von Richard Sipes empirisch widerlegt worden, sondern spätestens seit den gefährlichen Ausschreitungen anlässlich internationaler Fußballspiele als unzutreffend erkannt worden.)

Zur zweiten Kategorie zählte bereits Jean-Jacques Rousseau im 18. Jahrhundert, der den Menschen von Natur aus als „friedlich" deutete, lediglich verdorben durch die Gesellschaft. Der Besitz sei die Urwurzel allen Neides und aller Habgier.

John Dollard entwickelte in Analogie dazu die berühmt gewordene „Frustrations-Aggressions-Theorie", wonach jedwede Aggression die Folge einer erlebten Frustration sei. (Die Annahme Karl Menningers, dass aggressive Erwachsene als Kleinkinder zu viel und zu oft frustriert worden seien, hat sich allerdings, wie Paul Kline gezeigt hat, statistisch nicht nachweisen lassen.) Erich Fromm fügte den Aspekt der erziehungsbedingten Charakterfehlentwicklung dazu, wonach die Qual der Mitmenschen sadistische Gelüste befriedige. Und Albert Bandura definierte die Aggression schlechthin als sozial gelernt, sei es auf dem Weg des Belohnt-Werdens („Verstärkt-Werdens") eigenen aggressiven Verhaltens, sei es auf dem Weg der Nachahmung fremder aggressiver Vorbilder.

Aggressionsschranken

Die Schlussfolgerung, die aus den unterschiedlichen Denkansätzen zu ziehen ist, ist zweifellos die, dass es keine rein endogenen oder exogenen Wurzeln der Aggression gibt, sondern Biologisches und Psycho-Soziales in einem komplexen Prozess miteinander vernetzt zur Wirkung kommen. Dennoch muss beim Menschen mehr im Spiel sein. Eibl-Eibesfeld sprach vom „schlechten Gewissen", das den Menschen bedränge, wenn er zum Beispiel gegen das (gesellschaftliche?) Gebot: „Du sollst nicht töten!" verstößt. Jost Herbig legte an Hand seines Völkervergleichs dar, dass sich Menschen auf derselben biologischen Grundlage durchaus unterschiedlich verhalten können. Kornadt bewies bei einem ähnlichen Kulturenvergleich, dass Frustrationen überall in der Welt Aggressionen erzeugen, dasjenige jedoch, das mittels dieser Aggressionen geschieht, stark divergiert. Offenbar existiert beim Menschen ein zusätzlicher Faktor, den wir im folgenden „Aggressionsschranken" nennen wollen, der letztlich entscheidet, *ob* eine wie immer entstandene Aggression Schaden stiften darf oder nicht, und *in welchem Ausmaß* sie es darf. Wobei wir den Begriff „Aggressionsschranken" vom Begriff der „Aggressionshemmungen" im Kornadtschen Sinne insofern abgrenzen möchten, als es sich bei ihnen um freiwillige Schranken, also um selbst auferlegten Aggressionsverzicht handelt und nicht um psychische Blockaden eines Triebes, der aus irgendeinem Grunde nicht ausagiert werden kann.

Konrad Lorenz hat sich bei seinen vielfältigen Studien u. a. mit dem Phänomen der „Tötungshemmung" bei Tieren befasst, wonach Artgenossen einander normalerweise nicht angreifen. Hinsichtlich des Menschen vertrat er die Ansicht, dass die auch dem Menschen eingebaute Tötungshemmung außer Kraft gesetzt worden sei, weil sich der Mensch künstliche Waffen geschaffen habe, die ein unmittelbares Ringen mit dem Gegner unnötig machen. Ohne den direkten Blick in die Augen des Artgenossen funktioniere die Tötungshemmung nicht. Einige Kritiker belächeln diese Aussage und weisen auf die zahlreichen Morde von Angesicht zu Angesicht hin, die die Polizeiakten füllen.

Diese pessimistischen Betrachtungen bedürfen der Ergänzung. Der Mensch ist nicht nur ein biologisches, sondern auch ein geistiges Wesen. Als ein solches ist er der Werterfassung fähig, ist er imstande, den Sinn von so etwas wie Nächstenliebe, Brüderlichkeit, Schwesterlichkeit und Frieden zu erschauen. Hier kommt eine übergeordnete, den Tieren nicht zugängliche Dimension in Sicht, die – vielleicht als Ausgleich zum Verlust der automatischen Tötungshemmung – dem Menschen jene bereits erwähnten Aggressionsschranken in die Hände legt und es seiner Eigenverantwortung überlässt, sich ihrer zu bedienen. Aggressionsschranken, die zu ihrer Errichtung nun nicht mehr des Blicks in die Augen des Gegners bedürfen, sondern eines Blicks in die vom Gewissen erschlossenen Gefilde dessen, was menschenwürdiges Leben bedeutet.

Was der Kindermund verrät

In diesem Zusammenhang möchte ich über eine interessante Fernsehsendung vom September 1991 berichten. Thema der Sendung war die schon damals alarmierende Aggressivität der Kinder an deutschen Schulen, die bis heute eher zu- als abgenommen hat. Bereits an den Grundschulen sind brutale Prügeleien unter den Kleinen beobachtbar. Erpressungen und Demütigungen stehen gleichsam auf dem Stundenplan. Das Gewaltpotential steigert sich mit zunehmendem Alter zu gegenseitigen Fußtritten, Bespuckungen, Messerattacken, Beschämungen im Internet etc.

Im Zuge der damaligen Fernsehsendung wurde eine Reihe von Experten aus pädagogischen und psychologischen Disziplinen dazu befragt, und erneut wurden die alten Ursachentheorien gewälzt. Der Schulstress, die Reizüberflutung, die Anonymität in der Masse, die schlechten Vorbilder, die Zusammendrängung in Ballungszentren und die häuslichen Probleme würden die Kinder aggressiv machen. Danach wurde eine Befragung von ganz anderen „Experten" eingeblendet, nämlich eine Umfrage unter den Schulkindern selbst.

„Warum schlagt ihr euch gegenseitig?" „Warum zerstichst du dem Jungen am Hof die Fahrradreifen?" „Warum verschmierst du deiner Klassenkameradin das Heft mit Tinte?" „Warum rammst du deinem Sitznachbarn den Zirkel in den Arm?" So und ähnlich wurde gefragt. Zur großen Überraschung bestand die häufigste Antwort, die das Fernsehteam erhielt, aus der schlichten Gegenfrage: „Warum nicht?"

Der Kindermund sprach das Essentielle aus, das den Experten entgangen war: Warum soll man *nicht* schlagen, *nicht* stechen, *nicht* quälen …? Gibt es einen Grund, darauf zu verzichten? Und wenn ja, ist er bekannt? Ist er bewusst? Wer verzichtet schon ohne starkes Motiv …? Als die Fernsehleute zur Expertenrunde zurückblendeten und die Frage der Kinder weitergaben, herrschte plötzlich betretenes Schweigen. Dieselben Experten, die wie aus der Pistole geschossen alle erdenklichen Ursachen der Aggressionsbildung herunterrattern konnten, gerieten ins Stocken, als es darum ging, die Frage der Kinder klipp und klar zu beantworten.

Achtung und Respekt

Wir sehen, nicht die Ursachen im Sinne eines Zuviels (an Stress, häuslichen Belastungen etc.), sondern die Werte im Sinne eines Zuwenigs verschärfen die menschliche Aggressivität! Um dieses Problem in den Griff zu bekommen, müssen wir uns mit demjenigen beschäftigen, das *fehlt*, müssen wir Ausschau halten nach *fehlenden Aggressionsschranken* und nicht so sehr nach etwa vorhandenen Aggressionsursachen, die es immer geben wird. Müssen wir Antworten auf die Frage „Warum nicht?" parat haben und nicht bloß Spekulationen zur Frage „Warum?". Nur wenn Eltern und Lehrer, Staat und Gesellschaft tragfähige Vorstellungen über die unveräußerbare Würde des Menschen und über die Achtung selbst vor dem Schwächsten und Kränksten unter uns vermitteln, werden die Kinder vor Gräueltaten zurückschrecken. Nur wenn Werte ein Thema sind, über das man weithin diskutieren darf und muss, wird sich die Gewissensbildung intensivieren, die allemal höher steht als jedwede Wissensbildung.

Dasselbe gilt für die großen Abscheulichkeiten, die sich im 21. Jahrhundert ansammeln und die Medienlandschaft kontinuierlich bevölkern. Ob es sich um Ausländerfeindlichkeit, Hasstiraden im Netz, Amokschüsse auf Unbekannte, Unterdrückung von Frauen, Ausbeutung von Kindern oder sonstige Repressalien handelt – die Neigung zu alledem ist nun einmal im Menschen, aber stets kommt es darauf an, *ob dem etwas entgegensteht*, das stark genug ist für dessen Zügelung. Ob sich eine Stimme im Menschen regt, die ihn im entscheidenden Moment zu sich selbst sagen lässt: „Das kann ich dem (oder der) doch nicht antun!" Womit genaugenommen gemeint ist: „Können tue ich wohl, aber wollen tue ich nicht! Keine eingebaute Hemmung hindert mich daran, es zu tun, doch ich selbst bin es, der eine Schranke niederkurbelt, wo mich ein Schritt weiter ins Inhumane führen würde."

Der freiwillige Aggressionsverzicht, der erfolgt, weil der Respekt vor jedem einzelnen Mitmenschen stärker als die biologisch oder psycho-sozial präformierte Ablehnung ist, ist unsere einzige Chance. Eine andere haben wir nicht, weshalb alle Experten mehr über Argumente für die Nächsten- oder Fernstenliebe nachdenken sollten als darüber, was den Hass gegen Nächste und Fernste heraufbeschwören mag.

Frankls Vermächtnis

Einer der wenigen Experten, dessen Nachdenken ein Leben lang in diese Richtung gegangen ist, war Frankl. In seinem Theaterstück „Synchronisation in Birkenwald“[16] gab er eine exquisite Antwort auf die obige Kinderfrage „Warum nicht?“ Obwohl dieses Stück 1948 geschrieben worden ist, könnte Frankls Antwort mehr als 70 Jahre später brisanter und dringlicher sein als je zuvor. Da Kain als älteste Symbolfigur für das Phänomen der menschlichen Aggression steht, verpackte Frankl seine Antwort in einen Dialog zwischen zwei KZ-Häftlingen über das Thema „Kainszeichen“:

Franz: … sag mir einmal: Wozu hat der Herrgott dem Kain, dem ersten Mörder unter den Menschen, das Kainszeichen aufgedrückt?

Paul: Klar – damit man ihn erkennt, den Mörder, den Verbrecher, und vor ihm gewarnt ist und sich entsprechend verhält …

Franz: Falsch! Sondern das Kainszeichen sollte dazu dienen, dass Kain nichts geschieht, dass die Menschen ihm nichts tun, ihn nicht mehr weiter strafen, nachdem er vom Herrgott bestraft worden war, und damit sie ihn in Ruhe lassen. Geht dir jetzt ein, wozu das Kainszeichen da war? Denk doch nur einmal darüber nach, was sonst geschehen wäre: Das Morden hätte einfach nicht mehr aufgehört, ein Mord hätte den anderen ergeben, ein Unrecht das andere gezeugt –, wenn man immerfort Gleiches nur mit Gleichem heimgezahlt hätte. Nein! Endlich einmal soll

16 Viktor E. Frankl, „… trotzdem Ja zum Leben sagen“, dtv Nr. 30050, München, 11. Auflage 1992, Seite 186

die Kette des Bösen abgerissen werden! Wir wollen nicht wieder und immer wieder Unrecht mit Unrecht vergelten, Hass mit Hass erwidern und Gewalt mit Gewalt! Die Kette, Paul, die … Kette – das ist es! Die muss endlich gesprengt werden …

„Die Kette muss endlich gesprengt werden“ – ist das nicht Argument genug, das für die Liebe und für einen freiwilligen Aggressionsverzicht spricht, selbst dann, wenn uns Aggressionen entgegengebracht werden oder wir sonst irgendwie frustriert sind? Niemand verlangt, dass wir alles schlucken und hinnehmen: Wir dürfen uns verteidigen, schützen und unsere Interessen wahren, ja, wir müssen uns sogar aktiv mit unseren Gegnern auseinandersetzen. Aber ein negatives Gleiches muss nicht mit Gleichem vergolten werden, und ein Unschuldiges darf nicht zum Ersatzobjekt für aggressive Entladungen werden, die sich anderswo nicht entladen können – *das* zu erkennen und zu bejahen ist unsere spezifisch humane Möglichkeit. Ist der Hebel in unserer Hand, mit dessen Hilfe wir Schranken niedersenken können, wo weder die Natur noch die Erziehung oder die Gesellschaft solche hingebaut haben, sondern wenn jemand, dann Der, der hinter unserem Gewissen verborgen ist. „Der Mensch ist nur Person in dem Maße, als er von der Transzendenz her personiert wird: durchtönt und durchklungen vom Anruf der Transzendenz. Diesen Anruf der Transzendenz hört er ab im Gewissen“, schrieb Frankl dazu.[17]

17 Viktor E. Frankl, „Der Wille zum Sinn“, Piper, München, Neuausgabe 1991, Seite 117

Gefährliche Deindividuation

Wir sind von der ausgezeichneten Zusammenfassung der bedeutendsten Aggressionstheorien im Buchkapitel von Dieter E. Zimmer ausgegangen und bei etwas gelandet, das wir in diesen Aggressionstheorien vermisst haben: Beim Person-Sein des Menschen. Erfreulicherweise kommt Zimmer zum Ende seines Kapitels und Höhepunkt seiner Überlegungen ganz in der Nähe von uns an: Beim Individuum bzw. beim Verlust des Individuum-Seins, beim Phänomen der „Deindividuation". Aggressionen im Menschen haben – so seine letzte Schlussfolgerung – absolut freie Bahn, wenn der Mensch einer Deindividuation anheim fällt. Unter Deindividuation versteht man, einer Definition von Philip Zimbardo zufolge, jenen subjektiven Zustand, in dem sich der Einzelne von anderen nicht unterschieden fühlt und folglich keine Verantwortung für sein Handeln fühlt. Er begreift sich dann als Teilstück eines Ganzen, das von „Oberen" gelenkt wird und sich nicht mehr selbst lenkt.

Erwiesenermaßen sind die blutigsten und grausamsten Taten in der Geschichte der Menschheit von Menschen im Zustand der Deindividuation begangen worden: Von Soldaten, die zu reinen Befehlsempfängern degeneriert sind, von fanatisierten Anhängern politischer oder religiöser Führer aller Art, von Gruppenmitgliedern, die zu gesichtslosen Banden und Horden verschmolzen sind, von „entpersönlichten Wesen"[18] einer Masse, in der der Einzelne sein Wichtigstes

18 Viktor E. Frankl, „Ärztliche Seelsorge", Fischer TB Nr. 42302, Frankfurt am Main, 4. Auflage 1992, Seite 113 ff

und Eigenstes aufgegeben zu haben schien, eben sein Person-Sein und in einem damit sein Bewusstsein von Freiheit und Verantwortung.

Dass dies gefährlich ist, daran besteht kein Zweifel, denn wer sich als marionettenhafter Handlanger fremder Befehle oder unüberprüfter Gruppenziele begreift, ist zu allem fähig. Für ihn gibt es keine Schranken mehr, auch keine Aggressionsschranken. Zugleich mit seiner Individualität und Personalität büßt er seine Humanität bis zur Unkenntlichkeit ein. Was hierbei allerdings für seine Taten ursächlich zeichnet, das sind nicht biologische oder psycho-soziale Gesetze, die in ihm wirksam würden, sondern das ist sein Sich-Überlassen jenen Gesetzen ohne sie zu transformieren in eine Ebene, in der wirkt, *was wirken soll*, und nicht wirkt, was vom menschlichen Geist unterbunden wird, *weil es nicht wirken soll.*

Im Menschen ist alles drinnen, Engel und Teufel. Gibt es etwas, was für das Engel-Sein spricht? Einen Logos? Einen Sinn? Hören wir nie auf, danach zu suchen und zu fragen, denn wenn nicht, ist Teufel-Sein angesagt. Wir haben die Wahl.

Warten auf Godot?

In seinem Schauspiel „Warten auf Godot" hat Samuel Beckett 1952 meisterhaft verdeutlicht, was geschieht, wenn Menschen ihr Person-Sein aufgeben. Wenn sie auf nebulöse Befehle von einem Fremden warten statt ihre eigene innerste Stimme zu konsultieren. Ohne Verankerung in tragenden Wertvorstellungen irren sie wie durch eine sämtliche Ideale versengende Wüste. Stumpfheit und Gleichgültigkeit begleiten sie, und wenn Aggressionen in ihnen hoch schwemmen, dann fließen diese ungefiltert aus ihnen heraus. Das „Warum auch nicht?“ verhallt ohne Replik.

Da in unserer hektisch-aufgewühlten Zeit viele Leute unter dem Eindruck allgemeiner Überforderung und steigender Ohnmächtigkeit mit dem Status „Warten auf Godot“ liebäugeln, soll Becketts Warnung kurz rekapituliert werden.

Erster Akt

Das Drama beginnt mit der Darstellung des Ist-Zustandes einer urmenschlichen Not, repräsentiert durch zwei Gefährten: Wladimir und Estragon. Leid und Angst herrschen vor.

Wladimir: Nur du leidest, nur du! Ich zähle nicht …

Estragon: Wem soll ich denn meine Angstträume erzählen, außer dir?

Woran leiden sie? An Orientierungslosigkeit, mangelnder Bereitschaft zu Eigeninitiativen, fehlendem Verantwortungsbewusstsein, Hoffnungslosigkeit, vermeintlicher Sinnleere. Am „existentiellen Vakuum“ in Franklscher Diktion. An einer Art selbstgestrickter Deindividuation.

Wladimir: Warten wir ab, was er uns sagen wird.

Estragon: Wer?

Wladimir: Godot.

Estragon: Ach ja.

Wladimir: Warten wir ab, bis wir genau Bescheid wissen.

...

Wladimir: Man kann nichts dafür.

Estragon: Man kann machen, was man will.

Wladimir: Man bleibt, was man ist.

Estragon: Man kann sich winden, wie man will.

Wladimir: Im Grunde ändert sich nichts.

Der Fatalismus hält beide eng umgarnt. Doch die Sinnleere des Lebens ist nur eine scheinbare. Alsbald ertönt ein „Sinnanruf". Er tritt auf in den Gestalten von Pozzo und Lucky, von Machthaber und Sklave, von Unterdrücker und Unterdrücktem, von Ungerechtigkeit, die nach ihrer Überwindung schreit. Um Luckys Hals liegt ein Strick, mit dem ihn Pozzo dirigiert. Die beiden beobachtenden Gefährten nehmen sehr genau wahr, was da Unseliges geschieht, aber sie sind träge, steckengeblieben in Lethargie und Resignation.

Wladimir: Schau dir das an!

Estragon: Was?

Wladimir (zeigend): Den Hals.

Estragon: Tatsächlich.

Wladimir: Ganz wund.

Estragon: Das macht der Strick.

Wladimir: Das Reiben.

Estragon: Nichts zu machen.

Wladimir: Das macht der Knoten.

Estragon: Nichts zu ändern.

Plötzlich rührt sich, mitten in der Abstumpfung, ihr persönliches Gewissen, das den „Ruf der Transzendenz" abhört, und für wenige Augenblicke erkennen die beiden eine Sinn-Weisung, die sich ihnen offeriert.

Wladimir (laut aufschreiend): Es ist eine Schande!

Pozzo (zu Wladimir): Spielen Sie auf etwas Bestimmtes an?

Wladimir (entschlossen und stammelnd): Einen Menschen *(er zeigt auf Lucky)* so behandeln … das finde ich … ein menschliches Wesen … nein … das ist eine Schande!

Estragon (der ihm nicht nachstehen möchte): Ein Skandal!

Der Machthaber lenkt sie geschickt ab.

Pozzo: Überlegen Sie, bevor Sie eine Dummheit machen … was würde dann aus Ihrer Verabredung mit diesem … Godot?

Der Machthaber lullt sie mit Ausreden und Tatsachenverdrehungen ein.

Pozzo: … anstatt ihn fortzujagen, wie ich gekonnt hätte, ich meine, anstatt ihn einfach mit Fußtritten vor die Tür zu setzen, bring ich ihn – so gut bin ich nun mal – zum Salvator-Markt, wo er mir noch etwas einbringen wird.

Das Weinen Luckys straft ihn Lügen, da greift der Machthaber zum Trick der Scheinheiligkeit.

Pozzo: Trösten Sie ihn, da Sie ihn schon beklagen.

Er weiß im Vorhinein, wie ein zaghafter Versuch, die gequälte Kreatur zu trösten, ausgehen wird: Lucky schlägt in seinem Schmerz um sich, und die beiden Gefährten sind von ihrem Mitleidsanflug „kuriert". Alle Verhöhnung und Verspottung Luckys, die daran anschließt, rührt ihre Herzen nicht mehr, und so entschwindet der „Sinnanruf" unbeachtet in der Wüste. Wladimir und Estragon begreifen nicht, dass „Godot" sich ihnen im gepeinigten Nächsten angenähert hat, sie warten auf einen Godot ihresgleichen, sie lauschen dem falschen Propheten, der sie alsbald in Gestalt eines harmlos wirkenden Jungen besucht.

Junge: Herr Godot hat mich beauftragt, Ihnen zu sagen, dass er heute Abend nicht kommt, aber sicher morgen.

Woran hätten die beiden Gefährten den falschen Propheten erkennen können? An einer Information über Herrn Godot.

Wladimir: Ist er gut zu dir?
Junge: Ja.
Wladimir: Schlägt er dich nicht?
Junge: Nein, mich nicht.
Wladimir: Wen schlägt er denn?
Junge: Er schlägt meinen Bruder.

Auf einen schlagenden Herrn Godot zu warten, ist lächerlich – das strafende Gottesbild führt sich selbst ad absurdum. Irgendwie fühlen das die beiden Gefährten.

Wladimir: Wir haben hier nichts mehr verloren.

Estragon: Also, wir gehen?

Wladimir: Gehen wir!

Zweiter Akt

Sie bewegen sich jedoch nicht von der Stelle, und so setzt sich das Drama im zweiten Akt fort, der mit einem austreibenden Baum eröffnet wird. Die Natur, das Leben bieten ihre Kräfte zur Erneuerung an. Nur sind Wladimir und Estragon dafür nicht empfänglich, weil sie sich nach rückwärts statt nach vorne orientieren.

Estragon: Ich bin mein Leben lang in der Sandwüste herumgezogen! Und da verlangst du, dass ich Unterschiede sehe! (Er blickt in die Runde.) Schau dir doch den Dreck an. Ich bin hier nie herausgekommen.

Wie viele seelisch labile Personen kreisen sie nicht nur um Bedauerliches in ihrer Vergangenheit, sondern fallen auch einem illusionären „Luftschloss" zum Opfer.

Wladimir: Das ist Godot! Endlich! ... Wir sind gerettet!

Estragon: Ich bin verflucht!

Wladimir: Warst du weit weg?

Estragon: Bis zum Rand des Abhangs ... Ich hab' den Kopf verloren.

Die beiden Gefährten bemerken allmählich, dass sie am Rande des Abhangs, des Abgrundes stehen. Von Entsetzen gepackt richten sie das suchende Auge zum Himmel.

> *Estragon:* Glaubst du, dass Gott mich sieht? … Gott hab' Erbarmen mit mir!
>
> *Wladimir (verärgert):* Und ich?
>
> *Estragon:* Mit mir! Mit mir! Erbarmen mit mir!

Das Erbarmen trifft unmittelbar ein, und zwar in Form einer zurück gewonnenen Chance zur Menschlichkeit und zu menschenwürdigem Dasein. In Form einer eindrücklichen Belehrung, und in Form des Signals: Wenn du Erbarmen willst, dann übe Erbarmen aus! All dies komprimiert sich in Pozzo und Lucky, die als Sinn-Weisung erneut die Szene betreten. Diesmal nicht als Unterdrücker und Unterdrückter, sondern als die zweifache Möglichkeit, Barmherzigkeit auszuüben: Labung des Unschuldigen und Vergebung dem Schuldigen. Pozzo, der Mächtige, ist an seiner eigenen Grausamkeit erblindet und gefallen, auch Lucky ist unter seiner Last zusammengebrochen.

> *Pozzo:* Ich bin's! Ich bin's! Hebt mich auf!
>
> *Wladimir:* Er kann nicht aufstehen … Vielleicht hat er noch Knochen für dich.
>
> *Estragon:* Knochen?
>
> *Wladimir:* Hühnchen. Erinnerst du dich denn nicht?
>
> …
>
> *Estragon:* Wenn wir zuerst die Knochen verlangen

würden? Wenn er sie uns nicht geben will, lassen wir ihn einfach liegen.

Wladimir: Du willst sagen, dass er uns auf Gnade und Barmherzigkeit ausgeliefert ist?

Estragon: Ja.

Wladimir: Und dass wir Bedingungen an unsere Hilfe knüpfen sollen?

Estragon: Ja.

Wladimir: Das klingt in der Tat intelligent …

An dieser Stelle geraten die beiden Gefährten ins Schleudern, beginnen im übertragenen Sinne den Abhang hinunterzurutschen, direkt auf den Abgrund zu.

Pozzo: Hilfe, ich gebe euch Geld!

Estragon: Wie viel?

Pozzo: Eine Mark.

Estragon: Nicht genug.

Pozzo: Zwei Mark.

Wladimir: Wir warten. Wir langweilen uns … wir langweilen uns zu Tode …

…

Pozzo: Erbarmen! Erbarmen!

Estragon: Er soll die Schnauze halten. Gib ihm eins in die Fresse.

Wladimir (stößt Pozzo mehrmals): Bist du fertig? Willst du wohl still sein, du Mistvieh?

Die beiden Gefährten verabschieden sich vom sanften Raunen ihres Gewissens, das ungehört himmelwärts entschwebt.

> *Estragon:* Sieh mal da, die kleine Wolke.
>
> *Wladimir (schaut in die Höhe):* Wo?
>
> *Estragon:* Da, am Zenit.
>
> *Wladimir:* Na, und?
>
> *Estragon:* Lass uns zu etwas anderem übergehen, ja?
>
> *Wladimir:* Ich wollte es dir gerade vorschlagen.
>
> *Estragon:* Aber zu was?

Das, wozu sie übergehen, ist, auch den unschuldigen Lucky hemmungslos zu treten, und damit scheidet die Chance zur Menschlichkeit endgültig aus ihrem Dasein. Pozzo und Lucky ziehen ab. Zurück bleibt das Warten auf Godot. Auf den vom Jungen angekündigten „Mann mit dem weißen Bart", der bestimmen soll, was es zu tun gilt. Allein, Liebe kann nur freiwillig und bar aller Berechnung praktiziert werden; würde sie erkauft oder diktiert, würde sie ihrem Wesen entfremdet. Würde sie von „oben" verordnet, wäre das Befolgen dieser Verordnung keine Liebe mehr. Auch ein Aggressionsverzicht muss *aus freien Stücken und lauteren Motiven gewählt werden.*

Dritter Akt

Estragon und Wladimir haben ihn nicht gewählt, und so stehen sie am Ende vor jenem Baum, der zu Beginn des zweiten Aktes frische Blätter ausgetrieben hat, und überlegen, wie sie sich an dessen dürren Ästen aufhängen könnten. Da kein Pozzo und kein Lucky mehr vorhanden sind, wendet sich ihr Aggressionspotential gegen sie selbst.

Estragon: Hast du kein Stück Kordel?
Wladimir: Nein.
Estragon: Wart mal, hier ist mein Gürtel.
Wladimir: Der ist zu kurz.
Estragon: Du ziehst dann an meinen Beinen.
Wladimir: Und wer zieht an meinen?
Estragon: Ach ja.

In der vermeintlich sinnentleerten „Wüste" gelingt Leben nicht, symbolisiert an den frischen Blättern des Baumes, und Sterben nicht, symbolisiert an seinen dürren Ästen. Mit dieser Kernaussage fällt der Vorhang über Becketts Schauspiel. Der Vorhang des Welttheaters, auf dessen Bühne „echte Menschheit" gespielt wird, ist aber noch nicht geschlossen. Im dritten Jahrtausend nach Christi hat gleichsam der dritte Akt begonnen. Werden wir Akteure rechtzeitig, und das heißt buchstäblich, bevor wir uns eine Kordel um den Hals legen, verstehen, dass „Godot" (der Sinnanruf, die Liebe, der bedingungslose Respekt vor jeder Person, die Barmherzigkeit ...) *auf uns wartet*?

Der große Zuschauer

Frankl beendete sein 1947 erschienenes Buch „Existenzanalyse und die Probleme der Zeit“[19] in geradezu hellsichtiger Weise mit den Worten:

„Wenn es wahr ist, dass die Menschen im Leben so stehen wie die Schauspieler auf einer Bühne, dann erinnern wir uns doch daran, dass der Schauspieler – geblendet vom Rampenlicht – an Stelle des Zuschauerraums nichts sieht als ein großes schwarzes Loch. Er sieht nie, ‚vor wem' er spielt. Und geht es dem Menschen nicht ähnlich? Auch er – geblendet vom ‚Schein' der Alltäglichkeit – sieht nicht, ‚vor wem' er die Verantwortung seines Daseins ‚trägt' (wie der Schauspieler seine Rolle trägt): er sieht nicht, vor wem er agiert! Und doch gibt es immer wieder Menschen, die meinen: Genau dort, wo wir ‚nichts' sehen, genau dort sitzt der große Zuschauer und sieht uns zu, unverwandt. Diese Menschen sind es, die uns zurufen: Gebt acht – ihr steht vor offenem Vorhang!“

Betrachten wir sein Wort nicht bloß als *die* logotherapeutische Antwort auf Estragons Frage: „Glaubst du, dass Gott mich sieht?“, sondern insbesondere als *das* passende Motto zum Auftakt jenes dritten Aktes am Welttheater, in dem noch alles drin ist: Besinnung und Untergang.

19 Enthalten in: Viktor E. Frankl, „Der Wille zum Sinn“, Piper, München, Neuausgabe 1991, Seite 107

Resümee

Souveränität im Leben zeigt sich darin, dass man seinen eigenen Weg entdeckt, fremde Beeinflussungen kritisch prüft und sich von auftauchenden Hindernissen oder notwendigen Umwegen nicht allzu viel irritieren lässt. Eine solche Souveränität entwickelt sich nicht im Warten darauf, dass andere einem sagen, wo es lang geht. Auch nicht im echoähnlichen Nachahmen dessen, was andere behaupten. Der Souveräne erarbeitet sich seine Ansichten selbständig und gleicht sie ab mit den höheren Weisungen, die sein Person-Sein durchklingen.

Resilienz im Leben zeigt sich darin, dass man sich nach Rückschlägen, Irrungen und Wirrungen wieder auf den Weg macht und nicht apathisch stehen bleibt. Sie gipfelt darin, dass man auch in Stunden der totalen Einsamkeit, wenn sämtliche guten Freunde einen verlassen haben, ja, wenn man getäuscht und betrogen worden ist, nicht wankelmütig wird in seinem Respekt und seiner Achtung vor der bedingungslosen Würde des Menschen. Der Resiliente verweigert sich noch angesichts in ihm tobender Frustrationen und Aggressionen nicht dem „Sinn des Augenblicks".

Für beides braucht es die Sensibilität, die innere Stimme des Gewissens von den Ranken der Autoritätseinflüsterungen aber auch von eigener Willkür und eigenem Begehr zu entflechten und *als oberste Richtschnur* anzuerkennen.

Von der Angst zur Hoffnung

Zu aktuellen Fragen unserer Zeit

Die Doppelherausforderung

Jede Generation hat ihre Herausforderungen. Jeder Generation scheint es so, als seien ihre Herausforderungen die allergrößten. Objektiv betrachtet gab es jedoch im Laufe der Menschheitsgeschichte eine Serie von Katastrophen, die an der Fortsetzung der Menschheitsgeschichte genagt haben. Kriege, Seuchen, Hunger und Naturgewalten haben die menschliche Existenz kontinuierlich bedroht. Trotzdem hat sich unsere Art durchgesetzt und vermehrt wie kein anderes Lebewesen auf Erden.

Das hat die klugen Köpfe eine Weile dazu gebracht, zu behaupten, dass nur noch der Mensch sich selbst ausrotten kann. Sei es durch ein unaufhörlich wucherndes Wachstum, das all seine Ressourcen auffrisst, sei es durch atomare Unglücke oder Vernichtungsschläge. Heute jedoch sind sich die klugen Köpfe dessen nicht mehr so sicher. Vielleicht sitzt doch die Natur mit ihrem Hilfskorps „Luft, Boden, Wasser, Klima …“ am längeren Ast. Was im Zusammenspiel der Kräfte nicht taugt, wurde von der Evolution seit Urzeiten konsequent aussortiert. Und dass die Evolution inzwischen zum Stillstand gekommen wäre, glaubt niemand. Sie mahlt so langsam und beständig wie „Gottes Mühlen“.

Demnach ist unsere heutige Generation mit einer Doppelherausforderung konfrontiert. Da ist zum einen das „Risiko

Mensch", der sich selbst mehr schadet, als er allmählich verkraften kann. Da ist zum anderen das „Risiko Natur", die nicht nur menschliche Fehler wie Tennisbälle zurückwirft, sondern auch ihren eigenen Gesetzen folgt. Ein gutes Beispiel dafür ist die Klimaerwärmung. Dass menschliche Erfindungen und die explodierende Technisierung unseres Lebensraums zu ihr beitragen, steht außer Zweifel. Dass es jedoch im Laufe der Jahrmillionen erhebliche Klimaschwankungen zwischen Eiszeiten und Hitzeperioden schon lange vor uns Zweibeinern gegeben hat, ist ebenfalls unbestritten. Wir sind einfach zu kurzlebig, um das Pulsieren unseres Planeten mitverfolgen zu können, ob es sich um Sonneneruptionen handelt, um minimale Bahnabweichungen im All, um Kometeneinschläge, um Kontinentalverschiebungen oder um chemische Veränderungen in der Atmosphäre. Auf alle Fälle wäre es eine typisch menschliche Selbstüberschätzung zu meinen, wir seien die einzige bzw. wesentlichste Auslösefigur für den steten Wandel, der sich ringsum vollzieht.

Die aktuellen Fragen unserer Zeit spitzen sich somit auf ein Zweifaches zu. 1. Wie kann der Risikofaktor „Mensch" eingedämmt werden, was im Klartext bedeutet: Wie können Menschen überzeugt werden, ihren Lebensstil möglichst mit- und umweltfreundlich zu gestalten? 2. Wie können wir den Risikofaktor „Natur" mit Weitblick einkalkulieren und unsere Vernunft für Vorsorgemaßnahmen gebrauchen?

Der Risikofaktor „Natur"

Was den Risikofaktor „Natur" betrifft, bleibt der organischen Bevölkerung unserer Erde seit jeher nichts anderes übrig, als die eigene Anpassungskompetenz zu strapazieren. Immerhin, diese Kompetenz ist gigantisch. Sowohl Pflanzen als auch Tieren ist es unter den extremsten Bedingungen gelungen, Veränderungen ihrer Lebensbasis zu überstehen und neue Chancen für sich zu eröffnen – und wenn sie zu diesem Zweck auf zufällige Genmutationen zurückgreifen mussten. Auch das Menschengeschlecht hat seine Entwicklung insbesondere über Einbrüche und Hürden vorangetrieben. Allerdings gab es auch im gesamten Spektrum des Lebendigen die Gestrandeten. Wem die Flexibilität gebrach, sich gravierenden Veränderungen seiner äußeren Umstände anzupassen, dem drohte das „aus".

Anpassung ist also ein Geheimrezept, das alle Überlebenskünstler kennen, und das ist im menschlichen Bereich nicht anders. Solange die Anpassungsfähigkeit nicht in eine Überanpassung ausartet, die eher einer Unterwerfung bzw. Kapitulation gleich kommt, ist sie von hoher Bedeutung. Es tönt zwar fast zynisch, wenn in der international gültigen Auflistung seelischer Störungen ICD 10 „Schwierigkeiten bei einer Leidbewältigung" als „Anpassungsstörungen" deklariert werden, aber ein Körnchen Wahrheit ist mit dabei. Freilich kann man etwa den seelischen Schmerz einer Witwe nach dem Tod ihres Ehemannes nicht bloß damit umschreiben, dass sie sich an ihr Alleinsein (noch) nicht hinreichend angepasst habe. Trotzdem ist ihr bei aller Trauer, die wichtig und gut und notwendig ist, eine langsame Anpassung an die veränderte

Sachlage abverlangt, und wenn sie diese nicht leistet, wird sie sich aus ihrem Schmerz nicht mehr regenerieren. Kurzum, Anpassung (im richtigen Ausmaß) ist eine der tragenden Säulen der Resilienz.

Der Risikofaktor „Mensch"

Was den Risikofaktor „Mensch" betrifft, ist es jedoch mit Anpassung allein nicht getan. Im Gegenteil, es dürfte eher auf die Fähigkeit zum *Widerstand* ankommen, um kritische Bahnungen abzubiegen und gefährliche Aufschaukelungen bei sich selbst oder bei unseren Artgenossen rechtzeitig zu entschärfen. Dem Unrecht in der Gesellschaft, den Ungleichheiten, Diskriminierungen und Terrorisierungen soll ja ein Riegel vorgeschoben werden, und dazu bedarf es der Zivilcourage und notfalls des zivilen Ungehorsams. Auch eigene schlechte Gewohnheiten sind nur mittels geistiger Trotzmacht auszuklinken. Wie Tiere ihre Jungen oder ihre Reviere verteidigen und sogar Pflanzen mit allerlei Tricks Wind und Wetter trotzen, sind wir Menschen aufgerufen, Anstand, Kultur und Werte zu hüten und notfalls mit den Waffen friedlichen Widerstandes zu schützen. Ich betone „friedlich", weil jeder Einsatz von Gewalt eben jenes Trio von Anstand, Kultur und Werten mehr zerstört, statt es zu schützen. Jedenfalls ist Widerstand (im richtigen Ausmaß) auch eine der tragenden Säule der Resilienz.

Anpassung und Widerstand

Sehen wir uns ein Beispiel an. Da die Weltbevölkerung erschreckend zunimmt und immer mehr Menschen in die Großstädte drängen, wird der Wohnraum in den Metropolen knapp. Eine hilfreiche *Anpassung* wäre es, wenn die Leute generell mit kleinen Wohnungen zufrieden wären. Wenn Singles, Kleinfamilien oder Senioren auf Etagenhäuser und Villen verzichten würden, wenn nicht jedes Kind ein eigenes Zimmer beanspruchen würde, usw. Dass man auch etwas enger glücklich zusammenleben kann, weiß ich aus der Nachkriegszeit im zerbombten Wien, in dem man froh war für jeden warmen Unterschlupf. Ein hilfreicher *Widerstand* wiederum wäre es, sich gegen Baulöwen und Miethaie zu solidarisieren und Einspruch zu erheben gegen die Unsitte, aus Wohnungsnot unverschämt Kapital zu schlagen.

Die Anpassung, die das Gebot der Stunde ist, lautet: *Bescheidenheit.* Adressiert ist dieses Gebot natürlich nicht an Populationen, deren Lebensstandard sowieso jämmerlich bescheiden ist. Nachdrücklich adressiert ist es jedoch an all die Luxusmännchen und Luxusweibchen, die raffen und raffen, obwohl sie viel mehr besitzen, als sie brauchen. Die Haushalte in unseren Breiten quellen über vor Textilien, Geräten, Lebensmitteln, Spielsachen und sonstigen Utensilien. Von den Kellern bis zu den Dachböden ist jede Ecke und Ritze voll gerammelt, und wenn gelegentlich Zeug weggeworfen wird, rangiert dies bereits unter dem Titel „Fortschritt", denn eine „Vermüllung" der Wohnräume mit nicht mehr verwendeten Gütern ist noch schlimmer. Diese Verschwendungssucht passt überhaupt nicht zu der gegenwärtigen Weltlage; sie ist eine

„Antianpassung“, die früher oder später tragische Folgen nach sich ziehen muss – nicht anders als der ungebremste Nahrungskonsum Fettleibigkeit und Gesundheitsschäden nach sich zieht.

Die Sorglosigkeit im Umgang mit vorhandenen Reichtümern dehnt sich aus bis hin zum Umgang mit der Kostbarkeit „Leben“ schlechthin. Da die Mobilität in den Bevölkerungen weltweit sprunghaft hochgeschnellt ist, hieße die sich dem anpassende Bescheidenheitsdevise: Mehr zu Fuß gehen, öfter in der Nähe urlauben, auf touristische Extravaganzen verzichten. Das Gegenteil ist der Fall. Die Verkehrssituationen auf Straßen, Schienen und in der Luft werden immer brenzliger. Die Erlebnis- und Abenteuerreisen boomen und der Run auf letzte entlegene Orte läuft auf Hochtouren. Die Rettungsteams kommen kaum mehr nach, „Verrückte“ zu bergen, die irgendwo unausgerüstet und untrainiert in ihr Verderben gerannt sind. „Es gibt eine entrückte Wahrnehmung, was sinnvoll und machbar ist“, hat Christ Semmel vom Verband Deutscher Bergführer kürzlich geschrieben[20]. Das hat er nicht schlecht formuliert! „Entrückte Sinnwahrnehmung“ und Machbarkeitswahn sind geradezu Prognosekriterien für sicheres Scheitern.

20 Christ Semmel, „Neue Sorglosigkeit in den Bergen“, Fränkischer Tag, Pfingsten 2019

Burn-out oder Bore-out?

Wo haben diese Raffgier, diese Erlebnishungrigkeit ihre Quellen? Nachdem sich fast jeder, der mit der Psycho-Mode geht, knapp an der Grenze zum „Burn-out-Syndrom" placiert, fragt sich, warum er dann nicht Ruhe sucht und findet und Ruhe gibt, sobald ihm das möglich ist. Oder treibt ihn doch eher ein „Bore-out-Syndrom" um, wie das noch modernere Schlagwort heißt, also eine innere Gleichgültigkeit mit auslaugender Langeweile im Schlepptau? Nachgewiesen ist, dass die stundenlangen spannungsgeladenen Fernseh- und Videofilme, die heutzutage auf die Gehirne und Gemüter einhämmern, eine Spannungsabstumpfung bei den Zuschauern bewirken. Wer im virtuellen Raum verstümmelte Leichen, brutale Mörder, kecke Gauner, sich prostituierende Frauen, maskierte Räuber, heuchlerische Gangster oder außerirdische Monster en masse herumschwirren sieht, schaltet seine emotionalen Fühler auf Sparbetrieb, weil sie sonst überhitzt würden. Kehrt er dann in den realen Raum der Alltagsnormalität zurück, benötigt er einen Zusatzkick, um seine Emotionen wieder hochzufahren. Das erklärt viele exzessive Phänomene der Gegenwart. Nicht nur den verbreiteten Griff zu Drogen oder sexuellen Experimenten, sondern zum Beispiel auch den Trend zur Schaulustigkeit, egal ob bei Karambolagen, bei denen sich die Gaffer nicht genug satt sehen können, oder bei Mega-Sport-Events, die Nervenkitzel zu bieten haben.

Diese Berg- und Talfahrten mit dem Gefühlskostüm haben ihren Preis. Psychische Regungen bedürfen nämlich der geistigen Kontrolle. Was sie in einer gesunden Mittelage austariert, sind die *Grundeinstellungen*, die eine Person sich aneignet, womit wir wieder beim Risikofaktor „Mensch“ angelangt sind. Von diesen Grundeinstellungen hängt ab, ob eines Menschen Tun zum Segen oder zum Fluch wird. Um ein aktuelles Thema anzuskizzieren: Hat jemand die Grundeinstellung, alle Flüchtlinge mögen sich zum Teufel scheren, wird er anders handeln als wenn er die Grundeinstellung vertritt, dass Flüchtlinge quasi Nachbarn in Not sind, denen die Hilfe nicht verwehrt werden darf. Wir sagten, beim Risikofaktor „Mensch“ komme es auf die *Widerstandskraft* an – gewiss, und darauf, möchte ich hinzufügen, dass der Widerstand sich *gegen das Richtige* richtet. Nicht etwa gegen die verzweifelten Flüchtlinge, sondern gegen das innere Misstrauen, die panischen Ängste und den aufkeimenden Fremdenhass *in sich selbst* bei der Begegnung mit jenen Flüchtlingen, die von den Stürmen des Schicksals angeschwemmt daherkommen und den Wohlstand der Alteingesessenen bedrohen. Gefühle sind schön und wunderbar, sie färben unser Leben bunt, aber sie bedürfen einer Aufsicht, sonst verschmieren sie das Gemälde unserer Menschlichkeit mit grellen, dunklen Klecksen. Nur wenn ethische, sinnorientierte Grundeinstellungen den Pinsel führen, behalten unsere Gefühle ihre zarten, hellen Nuancen.

Haltungen und Verhalten

Diese Erkenntnisse haben sich in langen fachlichen Disputen erst allmählich in der psychotherapeutischen Branche durchgesetzt. Als die Verhaltenstherapie in den 1950erjahren ihren Siegeszug rund um die Welt begann, war man von der Ansicht beseelt, man könne „wünschenswertes“ Verhalten per gezielter Belohnung fördern und „unerwünschtes" Verhalten per gezielter Bestrafung reduzieren. „Zuckerbrot und Peitsche" funktionieren ja auch bei den höheren Tiergattungen ausgezeichnet, warum dann nicht ein Konzept für menschliches Problemverhalten daraus extrahieren? Emsig machten sich die Psychologen an die Arbeit, ein solches Konzept wissenschaftlich zu untermauern, und wurden durch ihre Erfolge bestärkt. Es war nicht zu leugnen, dass sich die verhaltenstherapeutischen Verfahren den bisherigen psychoanalytischen Verfahren als überlegen erwiesen. Dabei wurde der Frage, *was denn* überhaupt wünschenswert sei, eine Nebenrolle zugeordnet. Wünschenswert sei, was ein Patient erreichen wolle oder andere von ihm erreichen wollen, je nach Auftrag.

Fast unbemerkt von dieser Entwicklung gab es bereits in den 1930erjahren ein Denksystem, das später den Stellenwert einer essentiellen Ergänzung und Korrektur des verhaltenstherapeutischen Programms erringen sollte: Das Franklsche Denksystem. Meines Wissens war Frankl der Allererste, der die Bedeutung von Grundeinstellungen und Grundinterpretationen verstand und in seine Theorien einbezog. Das Prinzip ist einfach, war aber nicht einfach zu entdecken: *Menschliches Verhalten folgt den menschlichen Haltungen.* Will man also menschliches Verhalten verbessern, muss man an eines Menschen Haltungen andocken und muss man (in einem kooperativen Prozess) dessen subjektive Grundeinstellungen und Grundinterpretationen auf ihre Übereinkunft mit objektiv Gutem, Wahrem und Wertvollem hin überprüfen in der berechtigten Vermutung, dass geistige Neuerkenntnisse psychische Veränderungen bewirken werden. Frankls „Psychotherapie vom Geistigen her" war erfunden.

Aus der Erziehungsberatung

Um das Gesagte zu exemplifizieren, möchte ich eine Episode aus meiner Erziehungsberatungspraxis erwähnen. Ein kleiner Junge stahl seiner Mutter Geld aus ihrer Geldbörse, um sich Süßigkeiten zu kaufen. Ein Kollege von mir, ausgebildeter Verhaltenstherapeut, fragte den Jungen, was ihm außer Naschen noch große Freude bereite. „Ins Schwimmbad gehen, war die Antwort. „Hör zu", erklärte ihm mein Kollege, „ab heute wird dir deine Mutter erlauben, jeden Samstag ins Schwimmbad zu gehen. Aber nur, wenn du ihr in dieser Woche kein Geld aus der Börse genommen hast. Sie wird ihre Börse unbeaufsichtigt herumliegen lassen, aber immer genau nachgezählt haben, wie viele Scheine und Münzen darinnen sind. Wenn du es schaffst, auf deine kleinen Entwendungen zu verzichten, winkt dir das Schwimmbad. Wenn nicht, wird niemand mit dir schimpfen, aber das Schwimmen kannst du dir erst wieder in der nächsten Woche verdienen."

Das Belohnungssystem funktionierte einwandfrei, die Diebereien des Jungen hörten schlagartig auf. Bis die Mutter nach drei Monaten erschien: „Er klaut wieder!" Mein Kollege fragte den Jungen, warum er dies mache. „Ach", erwiderte das Kerlchen", „inzwischen ist mir das Geld lieber als der Besuch des Schwimmbades."

Das sind die Grenzen der Verhaltenstherapie.[21] Brav sein, um einer Belohnung willen? Im Sinne der Gesellschaft wünschenswert handeln um der sozialen Anerkennung willen? Gute

21 Fairerweise ist zu ergänzen, dass sich die Verhaltenstherapie seit ihren Anfängen weiterentwickelt hat und ihr „Reinforcement-Prinzip" inzwischen nicht mehr so strikt verfolgt.

Werke tun um in den Himmel zu kommen? Das sind unechte, aushöhlbare Motive. Echtheit entstammt einem Wertbewusstsein, einer Überzeugung, einer gefestigten inneren Haltung. Hätte der o. g. Junge die Grundeinstellung gewonnen, dass es nicht fair ist, das Eigentum einer anderen Person zu stehlen, weil man dieser Person ein Leid zufügt, ja, dass es darüber hinaus das eigene Selbst beschädigt, sich zu einem Dieb zu entwickeln, dann wären die samstäglichen Schwimmbadbesuche vielleicht eine unterstützende aber unwichtige Draufgabe gewesen. Sie hätten bei dem Kind an Beliebtheit einbüßen können ohne einen Rückfall zu provozieren.

Die Angst vor Strafe ist ein noch schlechteres Motiv. Leider funktioniert auch sie einwandfrei – eine Zeit lang. Die Pädagogen haben mittlerweile bitter gelernt, dass Strafen bloß die ultima ratio sein können, wenn einem sonst nichts mehr einfällt. Und alle Fachkräfte, die Erfahrung mit dem Strafvollzug haben, werden ihnen Recht geben. Bis zur politischen Bühne haben sich diese Erfahrungen allerdings noch nicht herumgesprochen. Da wird ungeniert mit Wirtschaftssanktionen, Strafzöllen, Fake News und Drohgebärden operiert und wenig bedacht, dass man sich mit Strafmaßnahmen keine Freunde macht. Nur Freunde aber sind abgeneigt, einander zu verletzen.

Die Jugend und die Zukunft

Es wird eine *Hauptaufgabe der Schule der Zukunft* sein, Grundeinstellungen und Grundinterpretationen zur Debatte zu stellen und den Schülerinnen und Schülern nahezulegen, die Stimme ihres Gewissens zu verfeinern und ihr zu gehorchen. Nicht dass die Beherrschung naturwissenschaftlicher Disziplinen vernachlässigbar wäre. Nur ist zu konstatieren, dass der soziale und psychische Fortschritt hinter dem atemberaubenden technischen Fortschritt unserer Spezies, der Illusionen aus dem Science-fiction-Areal innerhalb kürzester Perioden in gewohnte Praktiken umzumodeln vermag, massiv hinterherhinkt. Wären wir auf ethischem Wege nur ein Viertel so weit vorgedrungen wie auf elektronischem Wege, wäre es geradezu gemütlich auf unserer Erde.

Zu den wichtigsten Fertigkeiten, die die Schule der Zukunft vermitteln wird müssen, gehören die Aufstockung von Resilienz und Souveränität. Kinder sollen von früh auf den rechten Umgang mit Frustrationen lernen. Einen Automatismus, wonach Frustrationen in Aggressionen einmünden müssen, gibt es beim Menschen nicht. Stets wählt der Frustrierte aus einer Palette von Möglichkeiten seine individuelle Reaktion aus. Gemeinschaftsregeln zu brechen und Rundumschläge sind keine „logischen" Antworten auf eigene Schwierigkeiten. Die Kids dürfen sich nicht in Opferrollen einigeln, auch dann nicht, wenn sie Opfer häuslicher Gewalt oder misslicher Umstände geworden sind. Niemandem ist mit Schneeballeffekten und sich perpetuierenden Ketten der Gewalt gedient.

Die Schule wird und muss der Ort werden, wo Selbstverantwortlichkeit das Thema Nr. 1 ist. Dazu braucht sie

Lehrpläne, in denen positives Denken, würdige Kommunikationsformen, Sinnbezüge und Werteschau medial transportiert werden. Würden sich diese Lehrpläne auf das Franklsche Gedankengebäude stützen, fänden sie darin ein optimales Fundament vor. Dazu braucht sie aber auch Lehrer, die stabil im Klassenzimmer stehen wie Felsen in der Brandung. Die Lebensbejahung, Gelassenheit und Humor ausstrahlen und sich zu keinem Hilflosigkeitseingeständnis und zu keinen emotionalen Entgleisungen verleiten lassen. Das Vorbild wirkt stets lehrreicher als alle Worte.

Die Hoffnung kann siegen

Die junge Generation ist sämtliche Anstrengungen wert, deren wir „Alten“ fähig sind. Wenn wir dazu über unsere eigenen Schatten springen müssen, dann tun wir es! Falls es so etwas wie ein kollektives Gewissen gibt, das sich (langsam genug) entfaltet, dann waren es zu allen Zeiten *die jungen Menschen*, die Entfaltungsschübe angestoßen haben. Sie tragen das Innovationspotential in sich; in ihnen knospet, was in ferner Zukunft aufblühen soll. Dass sie in ihrer pubertären Wildheit manch bereits Blühendes niedermähen, ist wahrscheinlich unumgänglich, soll aber unseren Glauben an sie nicht mindern. *Widerstand* und nicht Anpassung ist eben ihr Tribut. Ich erinnere mich noch gut daran, dass es *die Jugend* war, die lautstark gegen „kalte“ und „warme“ Kriege rebelliert hat, als im 20. Jahrhundert der Aufrüstungswettlauf begann. Nach einer kurzen Pause, in der sie sich resignativ als „no-future-generation“ definiert hat und ein bisschen zur Anpassung übergeschwenkt ist, steht sie nunmehr im 21. Jahrhundert wieder auf und rebelliert lautstark gegen die andauernde Zerstörung der Natur, die Verschmutzung von Luft und Gewässern und gegen eine laue Klimapolitik. Sie kämpft wieder für ihre Zukunft, und das ist prima!

Freilich weiß ich, dass es nicht zwangsläufig die jungen Leute sind, die ihren Eltern mitteilen, sie möchten ihre Ferien lieber auf dem Balkon oder im Park verbringen statt in begehrte Urlaubsländer zu fahren, um endlose Staus auf den Straßen mit entsprechenden CO^2- und Feinstoffemissionen zu vermeiden … Es sind auch nicht unbedingt die jungen Leute, die gerne auf Geburtstagsgeschenke und andere Schmankerln verzichten, um das ersparte Geld jenen Bauern zu geben, die ihre Felder ohne Pestizide bestellen und wegen Schädlingsbefall nur die halbe Ernte einfahren … Protestieren ist stets leichter als sich selbst zu bescheiden. Trotzdem liegt in diesen Protesten eine Menge „Wille zum Sinn" (Frankl), eine Menge Mut, rechte Einstellung und viel Hoffnung verborgen. Hoffnung ist momentan das Beste, was wir landauf, landab haben.

Die ganze üppige Technik spendet uns Menschen kein Gefühl der Sicherheit. Ängste huschen nicht nur durch die Elendslager dieser Welt, Ängste kratzen auch an den Bollwerken der Reichen. Mitleidige Blicke heften sich auf Babys in Kinderwägen: „Was wird auf diese Kleinen noch alles zukommen? Was werden sie erleben (müssen)?" So denken viele Erwachsene, wie ich wiederholt höre. Mein Vorschlag: Fangen wir bei uns selber an. Zeigen wir den Kids, dass wir ihre Proteste ernst nehmen und in verantwortungsvolle Entscheidungen umgießen. Tragen wir in Winzigkeit zur Entfaltung des kollektiven Gewissens bei. Viele Winzigkeiten können astronomische Auswirkungen zeitigen, wie die traurige Geschichte vom Mikroplastik zeigt. Suchen wir die Buchstaben für eine glücklichere Geschichte zusammen. Jeder Buchstabe zählt. Ein logotherapeutisches Motto besagt:

Plane dein Morgen so, dass du es absegnen kannst, wenn es zum Gestern geworden ist!

Beherzigen wir es, und die Hoffnung kann siegen.

Anhang

Lebenswert und Menschenwürde

Kommentar zu einem Frankl-Aufsatz

In seinem Buch „Der leidende Mensch“ hat Frankl geschrieben: „Seit Auschwitz wissen wir, wessen der Mensch fähig ist. Und seit Hiroshima wissen wir, was auf dem Spiel steht.“[22]

Sämtliche Dokumentationen, Erinnerungsstätten, Mahnmale und Gedenkaktionen zum Holocaust im 2. Weltkrieg und zu anderen Genoziden bemühen sich redlich, dieses „Wissen“ in den Köpfen der Nachkommenschaft präsent zu halten. Warum? Zum einen zur Ehre der Toten und ihrer Torturen, die nicht einfach vergessen werden und im Sand der Geschichte verwehen sollen. Zum anderen zur Warnung der Lebenden, die jene Massaker nicht in irgendwelchen modernen Variationen wiederholen sollen. Allerdings muss man ehrlich eingestehen: Vergessen wird alles; es ist nur eine Frage der Zeit. Unzählige Schandtaten der Menschheit mögen schon stattgefunden haben, von denen selbst die gelehrtesten Historiker nichts ahnen. Und aus der Geschichte gelernt wird im Zuge der menschlichen Entwicklung so langsam, dass man seufzen könnte: praktisch nicht.

Haben dann diese Dokumentationen und Gedenkaktionen einen Sinn? Nun, sie sind auf jeden Fall ein Beitrag zur Wahrheitsfindung und zum näheren Verständnis der

---

22 Viktor E. Frankl, „Der leidende Mensch. Anthropologische Grundlagen der Psychotherapie“, Huber, Bern, 2. Auflage 1984, Seite 63

politischen, wirtschaftlichen und kulturellen Prozesse, die bis in unsere Gegenwart hineinwirken. Man kann das o. g. Anliegen „Ehrung der Toten und Warnung der Lebenden" aber auch aus einer anthropologischen Perspektive beleuchten und sich überlegen: Was sind die Grundvoraussetzungen, die alle moralischen und sozialen Bedenken einfach hinwegfegen und den krudesten Barbareien freie Fahrt gewähren? Dass Frankl sich mit diesen Überlegungen beschäftigt hat, erhellt sich nicht nur aus seiner Lebensgeschichte. Als Seelenarzt war sein Blick für seelische Vorgänge geschärft. Er wusste aus psychologischen und psychiatrischen Forschungen sowie aus seinen eigenen Erfahrungen mit Tausenden von Patienten, wie viel von dem jeweiligen *Menschenbild* abhängt, dem gehuldigt wird. Das gilt für Einzelne wie für ganze Kollektive. Ist es ein dem Menschen gemäßes Menschenbild, dann inkludiert es (potentielle) geistige Freiheit, persönliche Verantwortung und die Bereitschaft, einer edlen Sache zu dienen. Diese spezifisch humane Geistigkeit und Sinnsehnsucht ist es, die dem Menschen seine bedingungslose Würde verleiht. Ist es im Unterschied dazu ein dem Menschen *nicht* gemäßes Menschenbild, dann wird die geistige Freiheit mit pseudowissenschaftlichen Argumenten „hinwegerklärt", was zugleich das Konzept einer persönlichen Verantwortung kippt. Und die „Suche nach Sinn" entfällt, weil es bloß noch um Lust oder Unlust, Machtbesitz oder Unterlegenheit geht.

Als Frankl im Jahr 1946 gebeten wurde, einen Artikel für das Beiheft einer antifaschistischen Ausstellung zu verfassen, verwies er bereits in seinen ersten Sätzen auf diesen zentralen Punkt. Ersetzt man die Würde des Menschen gedanklich durch dessen Nutzwert, wie ihn eben auch Dinge haben, dann wird klar, dass Menschen, deren Nutzwert absinkt, in letzter Konsequenz eliminiert werden können; genauso, wie man Dinge entsorgt, die unbrauchbar oder lästig geworden sind. Die Vorstellung von einem „Lebenswert", der höher oder niedriger sein kann, je nachdem, ist leider auch in unserer heutigen Gesellschaft durchaus nicht vom Tisch. Er spielt zum Beispiel bei den Abtreibungs- und Sterbehilfe-Debatten eine Rolle, wenn der zu erwartende „Lebenswert" des Betreffenden abgeschätzt und als „zu niedrig" deklariert wird. Auch liefert das (vermeintlich) „wertlose" Leben Suchtkranken die Ausrede, sich ihrer Sucht nicht vehement entgegenzustemmen, oder suizidalen Personen die Begründung für ihren Todeswunsch.

Eine der markanten Erkenntnisse Frankls ist in dem Ausspruch zusammengefasst: „Hinter jeder Verzweiflung steckt eine Vergötzung"[23]. Tatsache ist, dass jeder irdische Wert verloren werden kann, und es ist völlig natürlich, dass ihm nachgetrauert wird. Wehe aber, wenn jener verloren gegangene Wert zuvor „vergötzt", also gleichsam „in den Himmel gehoben", ja geradezu „angebetet" worden ist! Dann ist der Absturz in die Trauer tief, mitunter so tief, dass nichts anderes im Leben des Verzweifelten mehr Bedeutung hat bzw. an Bedeutung gewinnen kann. Es ist ihm fortan alles egal ... Erweitert man diese Erkenntnis auf ideologische Zeittrends, offenbart sich dasselbe Übel. Etwa beim Kapitalismus eine „Vergötzung des Ökonomischen", wie es Frankl in seinem Artikel ausgedrückt hat, oder bei den Erbauslesetheorien des Nationalsozialismus eine „Vergötzung des Biologischen". Schwinden dann im Zuge von

23 Viktor E. Frankl, „Der Mensch vor der Frage nach dem Sinn", Piper, München, Neuausgabe 1985, Seite 104 und 265

Wirtschaftskrisen die materiellen Güter dahin, oder mischen sich durch Zuwanderung die Gene verschiedener Rassen, ist „Feuer am Dach". Leben erscheint plötzlich lebensunwert, alles wird egal … und egal werden auch die Mittel, mit denen man dem drohenden Verlust des vergötzten Wertes Einhalt gebieten möchte. Da gibt es keine Bedenken mehr …

Es war Frankls aufrichtige Überzeugung, dass weder ein bestimmtes Volk noch eine bestimmte Partei für die exzessive Verleugnung der Menschenwürde und für die Vergötzung des Lebenswertes (oder anderer Werte) prädestiniert ist, sondern dass die Gefahr in jedem Menschen selbst lauert. Immer ringen wir um ein Bild und Abbild von uns selbst, und dem, was wir uns dabei „zusammenreimen", entsprechend handeln wir. Deshalb gelangte Frankl zu dem Schluss, dass keine Arbeit rund um den Globus so wichtig sei wie die intensive Bearbeitung der Themen „geistige Freiheit", „persönliche Verantwortung", „soziales Engagement" und „Sinnfindung" trotz möglichen Wertverlusten, die auf uns zukommen mögen.

Im Jahr 1947 konnte sich noch niemand ein den Globus umspannendes „Netz" vorstellen. Heute ist der jungen Generation eine Welt „ohne Netz" nicht mehr vorstellbar. Trotzdem ist Frankls Appell kein bisschen veraltet, sondern brandaktuell. Und jeder Einzelne hat es in der Hand und buchstäblich zwischen den Fingern, welchen Tenor er in dieses allumspannende Netz einspeist: Verhandelbaren Lebenswert – oder unantastbare Menschenwürde.

Über die Autorin

Elisabeth Lukas, geboren 1942 in Wien, ist Schülerin von Viktor E. Frankl. Sie spezialisierte sie sich auf die praktische Anwendung der von ihm begründeten Logotherapie, die sie methodisch weiterentwickelte. Ihre mehr als 30jährige Erfahrung als Klinische Psychologin und approbierte Psychotherapeutin kam ihr bei ihrer Lehrtätigkeit auf Einladung von ca. 50 Universitäten zugute. Sie hat nicht nur Hunderten Patientinnen und Patienten Beistand und „Lebenshilfe" geleistet, sondern auch als Dozentin eine ganze Generation an logotherapeutischen Fachkräften ausgebildet. Ihre zahlreichen Vorträge sowie Publikationen in 18 Sprachen machten sie international bekannt. Ihr Werk ist mit der Ehrenmedaille der Santa Clara Universität in Kalifornien, mit dem Großen Preis des Viktor-Frankl-Fonds der Stadt Wien und mit einer Ehrenprofessur an der Universität Moskau ausgezeichnet worden.

Heilkunst und Lebenskunst in der Logotherapie

Seit dem Tod Viktor E. Frankls (1905-1997) ist das Interesse an der von ihm entwickelten „Dritten Wiener Schule der Psychotherapie" – der Logotherapie – sprunghaft angestiegen. Viele Menschen fühlen sich weltweit von seiner schlichten und doch so faszinierenden „Ärztlichen Seelsorge" berührt und angesprochen. Besonders die Einbeziehung der Sinnfrage in alle Belange gelingenden Lebens findet gegenwärtig ein außerordentlich zustimmendes Echo. Die Sachbuchreihe *„Heilkunst und Lebenskunst in der Logotherapie"* will das *Frankl*sche Werk in allgemein verständlicher Form und nach Problemgruppen geordnet einer breiten Leserschaft nahe bringen.

BAND 1
Elisabeth Lukas
Wertfülle und Lebensfreude
Logotherapie bei Depressionen und Sinnkrisen
4., erw. Auflage • 2011 • 150 Seiten • ISBN 978-3-89019-684-8

BAND 2
Elisabeth Lukas
Lebensstil und Wohlbefinden
Seelisch gesund bleiben - Anregungen aus der Logotherapie
3., erw. Auflage • 2010 • 136 Seiten • ISBN 978-3-89019-685-5

BAND 3
Otto Zsok
Logotherapie und Glaubensfragen
Das Geheimnis des Lebens erspüren
1999 • 112 Seiten • ISBN 978-3-89019-472-1

BAND 4
Elisabeth Lukas
Weisheit als Medizin
Logotherapie bei Tinnitus, chronischen und unheilbaren Krankheiten
4. erw. Neuauflage • 2020 • 176 Seiten • ISBN 978-3-89019-793-7

BAND 5
Elisabeth Lukas
Verlust und Gewinn
Logotherapie bei Beziehungskrisen und Abschiedsschmerz
2., erw. Auflage • 2007 • 124 Seiten • ISBN 978-3-89019-602-2

BAND 6
Elisabeth Lukas
Freiheit und Geborgenheit
Süchten entrinnen - Urvertrauen gewinnen
3. erw. Auflage • 2012 • 150 Seiten • ISBN 978-3-89019-578-0

BAND 7
Elisabeth Lukas
Inspirationen für die Seele
Das geistige Erbe Viktor E. Frankls
2. durchges. u. erw. Aufl. • 2015 • 252 Seiten •
ISBN 978-3-89019-615-2

BAND 8
Elisabeth Lukas
Alles fügt sich und erfüllt sich
Logotherapie in der späten Lebensphase
Erw. Neuauflage 2009, 102 Seiten, ISBN 978-3-89019-682-4
Grossdruckausgabe 2017, 172 Seiten, ISBN 978-3-89019-778-4

BAND 9
Elisabeth Lukas
Burnout adé!
Engagiert und couragiert leben ohne Stress
1. Auflage • 2012 • 136 Seiten • ISBN 978-3-89019-664-0

BAND 10
Elisabeth Lukas
Spannendes Leben
In der Spannung zwischen Sein und Sollen – ein Logotherapiebuch
4. erw. Neuauflage • 2014 • 304 Seiten • ISBN 978-3-89019-707-4

BAND 11
Elisabeth Lukas
Persönliches und Besinnliches
Kleines logotherapeutisches Lesebuch
1. Auflage • 2017 • 164 Seiten • ISBN 978-3-89019-779-1

BAND 12
Elisabeth Lukas
Sehnsucht nach Sinn
Logotherapeutische Antworten auf existentielle Fragen
4. erw. Neuauflage • 2018 • 218 Seiten •
ISBN 978-3-89019-788-3

BAND 13
Elisabeth Lukas
Souveränität und Resilienz
Tragödien in einen Triumph verwandeln
1. Auflage • 2020 • 176 Seiten • ISBN 978-3-89019-792-0

ELISABETH LUKAS

PERSÖNLICHES UND BESINNLICHES

Kleines logotherapeutisches Lesebuch

1. Auflage • 2017 • 164 Seiten • ISBN 978-3-89019-779-1

In den Herbst 2017 fallen der 20. Todestag des weltberühmten Wissenschaftlers Viktor Emil Frankl und der 75. Geburtstag seiner bekanntesten Schülerin Elisabeth Lukas. Aus diesem Doppelanlass setzt der Profil-Verlag seine kleine Reihe über Theorie und Praxis von Frankls sinnzentrierter Psychotherapie, der Logotherapie, mit einer besonderen Ausgabe fort.

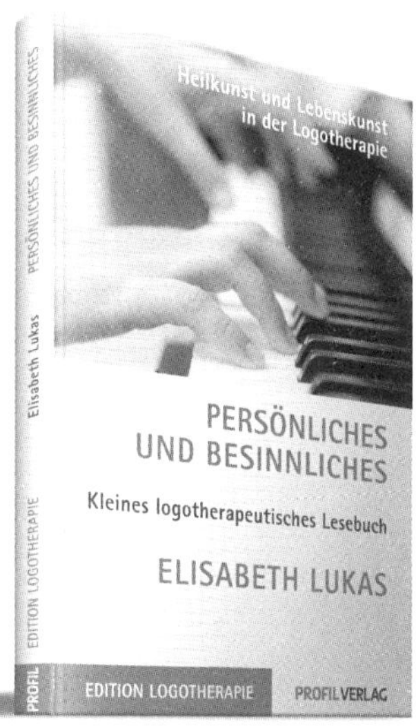

Das vorliegende Buch enthält eine berührende Mischung aus persönlichen und fachlichen Erinnerungen der Autorin. Es spiegelt sich eine kompakte Zusammenschau ihrer jahrzehntelangen therapeutischen Tätigkeit darin, angereichert mit tief schürfenden Einsichten in das geheimnisvolle, großartige und dennoch anfällige Wesen „Mensch". Wer sich so lange und intensiv mit den Fragen der Seelenheilkunde beschäftigt hat, weiß einiges zu erzählen ...